D1724372

Harnwegsentzündungen bei Kindern und Jugendlichen

Ein Leitfaden für die Praxis

Von

Hermann Olbing

Geleitwort von

F. Küster

27 Abbildungen

1971

Georg Thieme Verlag · Stuttgart

Priv.-Doz. Dr. Hermann OLBING

Oberarzt der Kinderklinik des Klinikum Essen der Ruhruniversität

Die dieser Schrift zugrunde liegenden Untersuchungen wurden von folgenden Institutionen unterstützt:

Deutsche Forschungsgemeinschaft 1965–1968
Landesversicherungsanstalt Rheinland 1969
Landesamt für Forschung Düsseldorf 1970

Diejenigen Bezeichnungen, die zugleich eingetragene Warenzeichen sind, wurden *nicht* besonders kenntlich gemacht. Es kann also aus der Bezeichnung einer Ware mit dem für diese eingetragenen Warenzeichen nicht geschlossen werden, daß die Bezeichnung ein freier Warenname ist. Ebensowenig ist zu entnehmen, ob Patente oder Gebrauchsmuster vorliegen.

Alle Rechte, insbesondere das Recht der Vervielfältigung und Verbreitung sowie der Übersetzung, vorbehalten. Kein Teil des Werkes darf in irgendeiner Form (durch Photokopie, Mikrofilm oder ein anderes Verfahren) ohne schriftliche Genehmigung des Verlages reproduziert oder unter Verwendung elektronischer Systeme verarbeitet, vervielfältigt oder verbreitet werden.

© Georg Thieme Verlag, Stuttgart 1971 – Printed in Germany – Satz und Druck: Druckhaus Dörr KG, Ludwigsburg.

ISBN 3 13 473201 7

Geleitwort

Das Panorama der Krankheitsbilder wechselt schneller als die Generationsfolge der Ärzte. Schwerpunkte unserer Ausbildung in Studium und Assistentenzeit sind heute in Randpositionen gerückt, und damals wenig bedeutungsvoll erscheinende Krankheiten stehen im Mittelpunkt. Schwer ist es, im vollen beruflichen Einsatz stehend, das praktisch Wichtige des ständigen Szenenwechsels festzuhalten und für die tägliche Arbeit nutzbar zu machen. Schwer ist es auch, aus der Fülle wissenschaftlicher Erkenntnis das für die Praxis Wesentliche knapp und klar darzustellen. Wie oft wird der in ständiger Zeitnot stehende Praktiker seine Mühe um Fortbildung enttäuscht sehen und mit dem Seufzer »das war vertane Zeit« die angebotene Literatur weglegen.

In diesem Leitfaden wird knapp und klar alles Notwendige über eine heimtückische Krankheit dargeboten, die – wie wir heute wissen – nach langen Jahren eines kaum auffälligen Verlaufes ein böses Ende nehmen kann. Was beim Kinde versäumt wurde, ist später nicht mehr gutzumachen. Darum verdienen die hier gegebenen Hinweise die Aufmerksamkeit jedes Arztes, der – sei es auch nur gelegentlich – Kinder zu betreuen hat.

Professor Dr. F. Küster
Kinderklinik Klinikum Essen
der Ruhruniversität

IV

Inhaltsverzeichnis

Was ist eine Harnwegsentzündung?

Bakterielle Harnwegsentzündungen kommen zustande durch das Wechselspiel von Ansiedlung und Vermehrung pathogener Keime und von Abwehrreaktionen des Organismus.

Banaler Katarrh oder Pyelonephritis?

Nur selten ist eine Harnwegsentzündung auf die Schleimhaut des unteren Harntrakts beschränkt. Weitaus häufiger befällt sie auch das Nierenparenchym und wird dadurch zur Pyelonephritis. Das ist besonders häufig der Fall bei chronisch-rezidivierenden Verlaufsformen und bei Störungen des Harnabflusses. Schon der pathologisch-anatomische Befund zeigt, wie ernst die Krankheit ist. Bei akuter Pyelonephritis sieht man in den vergrößerten Nieren Abszesse, am stärksten im Interstitium; außerdem besteht eine Verdickung und Rötung der Nierenbecken-schleimhaut. Bei der chronisch-rezidivierenden Pyelonephritis findet man außerdem Narben. Die Entzündung im Nierengewebe ist herdförmig, nicht generalisiert und meist nicht symmetrisch.

Selbst Patienten mit schwerer destruierender Pyelonephritis machen vielfach keinen bedrohlich kranken Eindruck und klagen oft nur über geringe, auf die unteren Harnwege beschränkte Beschwerden. Das kann dazu verführen, die Krankheit als isolierte Zystitis anzusehen und nicht ernst zu nehmen. Weder die Art der subjektiven Beschwerden noch die Befunde bei der allgemeinen Untersuchung erlauben jedoch in der Regel sichere Rückschlüsse auf die Lokalisation einer Harnwegsentzündung. Eine Miterkrankung des Nierenparenchyms zu beweisen, gelingt vielfach nur durch aufwendige Untersuchungen, nicht mit den Hilfsmitteln des Hausarztes. Ein sicherer Ausschluß einer Pyelonephritis ist mit zumutbaren Untersuchungsmethoden auch der bestausgestatteten Klinik meist nicht möglich. Darum ist es zweckmäßig, jede Harnwegsentzündung so zu beurteilen, als ob es sich um eine nachgewiesene Pyelonephritis handelte.

●   Jede Harnwegsentzündung kann eine Pyelonephritis sein oder werden!

Rarität oder Volkskrankheit?

Die Harnwegsentzündung ist in allen Lebensaltern mit Abstand die häufigste Krankheit des Harntrakts, auch bei Kindern und Jugendlichen. Den ersten Häufigkeitsgipfel erreicht sie nach den Erfahrungen bei stationären Patienten im ersten Lebensjahr; da epidemiologische Studien in diesem Alter nicht in ausreichendem Umfang vorliegen, können keine genauen Zahlen angegeben werden. Bei 847 unausgewählten Kindern bis zum 5. Lebensjahr wurde in 0,47% der Fälle eine Harnwegsentzündung gefunden (STANSFELD 1954). KUNIN u. Mitarb.

(1964, 1965) untersuchten in einem ländlichen Distrikt von Virginia und der zugehörigen Kreisstadt 16 000 unausgewählte Schulkinder und Jugendliche von 6–20 Jahren. Bei Jungen bestand nur in 0,03% der Fälle eine Harnwegsentzündung, dagegen bei Mädchen in 1,2%. Die meisten Kranken fühlten sich gesund und boten keine auffälligen Befunde bei der allgemeinen Untersuchung. Alle Mädchen wurden nach 2 Jahren noch einmal untersucht. Von den bei der Erstuntersuchung gesunden Schülerinnen wiesen jetzt 0,6% eine Harnwegsentzündung auf, die meisten wiederum ohne subjektive Beschwerden und ohne pathologische Befunde bei der allgemeinen Untersuchung.

Nach diesen Befunden muß der niedergelassene Arzt damit rechnen, daß 0,5–1% der ihm vorgestellten Kinder an einer Harnwegsentzündung leiden. Kinder in Krankenhäusern stellen eine negative Auswahl dar; bei ihnen ist die Krankheit häufiger.

● Unter 100 bis 200 Kindern und Jugendlichen, die einem Arzt vorgestellt werden, hat durchschnittlich eins eine Harnwegsentzündung.

Im Gegensatz zum späteren Leben sind Harnwegsentzündungen in den ersten drei Lebensmonaten bei Jungen häufiger als bei Mädchen.

Harmlose Episode oder Lebensschicksal?

Akute Harnwegsentzündungen werden bei der heute möglichen Behandlung meist rasch und dauernd symptomfrei. Bei anderen Patienten verschwinden zwar die akuten Symptome während der Therapie, es stellen sich aber nach kürzerer oder längerer Latenz neue Schübe ein. Meist sind Neuinfektionen die Ursache derartiger *chronisch-rezidivierender* Verlaufsformen bei Kindern; bei Erwachsenen handelt es sich dagegen häufiger um ein Wiederaufflackern der alten Entzündung mit dem gleichen Erreger. Ein dritter Typ von Harnwegsentzündungen verläuft

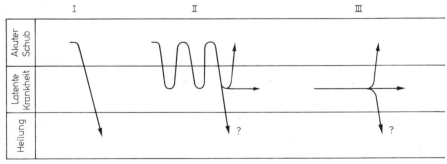

Abb. 1. Verlaufsformen der Harnwegsentzündung:
 I akute Harnwegsentzündung,
 II chronisch-rezidivierende Harnwegsentzündung,
 III primär-chronische Harnwegsentzündung
(nach BERNING u. WALTER 1951)

ohne akute Attacken *primär-chronisch;* der Beginn ist meist nicht bekannt. Diese drei Verlaufsformen können ineinander übergehen.

Die Prognose der in Abb. 1 schematisch dargestellten drei Verlaufstypen der Harnwegsentzündung weist erhebliche Unterschiede auf. Akute Harnwegsentzündungen bleiben für den Kranken eine banale Episode, an die er sich vielleicht später nicht einmal mehr erinnert. Chronisch-rezidivierende und primär-chronische Harnwegsentzündungen führen dagegen auch heute noch vielfach zu immer stärkeren Zerstörungen des Nierenparenchyms und können das ganze weitere Lebensschicksal des Patienten prägen. In den meisten Fällen reichen die Funktionsreserven der Nieren für einige Jahrzehnte aus. Daher beobachtet man bei Kindern und Jugendlichen mit Harnwegsentzündung ohne Abflußbehinderung nur selten eine Niereninsuffizienz. In diesem Lebensabschnitt erhält die Krankheit meist durch sporadische akute Exazerbationen ihr Gepräge; in den symptomfreien Intervallen ist auch mit subtilen Untersuchungsmethoden kein pathologischer Befund nachzuweisen, besonders keine Einschränkung der Nierenfunktion. Im späteren Leben kommt es bei Frauen während Schwangerschaften besonders häufig zu neuen Schüben. Erst Jahrzehnte nach Krankheitsbeginn stellt sich eine Niereninsuffizienz ein. Abb. 2 zeigt schematisch ein typisches Bei-

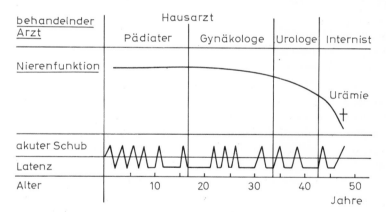

Abb. 2. Prägung eines Lebensschicksals durch eine chronisch-rezidivierende Harnwegsentzündung. Mehrfacher Arztwechsel. Weitere Einzelheiten im Text
(nach BIRCHALL 1952)

spiel für die Prägung eines Lebensschicksals durch eine im Kindesalter scheinbar harmlos beginnende chronisch-rezidivierende Harnwegsentzündung.

Im Einzelfall kann der Arzt bei einem Patienten mit Harnwegsentzündung nicht voraussehen, ob eine Heilung zu erreichen oder der Übergang in eine chronische Verlaufsform unvermeidlich ist. Außerdem können bereits unerkannt akute Schübe abgelaufen sein, bei Kindern meist unter der irrtümlichen Diagnose eines Infektes der Luftwege.

Ein beträchtlicher Teil vor allem der Jungen mit chronisch-rezidivierender Harnwegsentzündung hat angeborene Anomalien des Harntrakts mit Abflußbehinderung. Solange der Harntransport nicht normalisiert ist, muß bei diesen Kindern mit neuen Rezidiven gerechnet werden. Die Auswirkungen von Stauung und Entzündungen auf das Nierenparenchym führen vielfach schon in der Kindheit zur Niereninsuffizienz. Eine grundlegende Besserung der Prognose ist nur nach frühzeitiger Normalisierung des Harnabflusses zu erreichen.

Hieraus geht hervor, daß bei Patienten mit Harnwegsentzündung im Einzelfall eine ernste Prognose niemals mit ausreichender Wahrscheinlichkeit ausgeschlossen werden kann. Die Behandlung und Überwachung muß der Möglichkeit eines ungünstigen Verlaufes Rechnung tragen.

● Jede Harnwegsentzündung kann chronisch verlaufen und nach Jahren zur Niereninsuffizienz führen!
Jeder Patient mit chronisch-rezidivierender Harnwegsentzündung kann eine angeborene Behinderung des Harnabflusses und daher eine besonders ernste Prognose haben!

In den späteren Stadien einer chronischen Harnwegsentzündung gelingt eine grundlegende Besserung der Prognose häufig nicht mehr. Untergegangenes Nierengewebe kann nicht ersetzt werden, die Ausheilung narbiger entzündlicher Herde ist oft nicht möglich. Viel aussichtsreicher ist eine Behandlung im Beginn der Krankheit. Die Frühletalität von Harnwegsentzündungen bei Kindern ist erheblich geringer geworden als beispielsweise vor 30 Jahren (MILDENBERGER u. Mitarb. 1966). Es ist zwar nicht bekannt, wie häufig die heute zur Verfügung stehenden Möglichkeiten der medikamentösen Behandlung bei frühzeitigem Einsatz den Übergang in eine chronische, progrediente Verlaufsform verhindern können. Sicher ist jedoch, daß eine rechtzeitige operative Beseitigung von Harnabflußstörungen auch die Spätprognose verbessert. Vieles spricht dafür, daß das gleiche für eine rechtzeitige, langdauernde und folgerichtige antibakterielle Behandlung von Patienten mit normalem Harnabfluß gilt.

Bei allen Krankheiten, die nicht auf Anhieb geheilt werden können, wird der Arzt gelegentlich gewechselt. Bei chronischen Harnwegsentzündungen suchen die Patienten jedoch beinahe gesetzmäßig in den verschiedenen Phasen ihrer Krankheit andere Ärzte auf. Während der scheinbar harmlosen Schübe in der Kindheit werden die Kranken dem Hausarzt oder dem Kinderarzt vorgestellt. Mit Exazerbationen während einer Schwangerschaft suchen sie einen Frauenarzt auf. Zum Urologen gehen meist erst Erwachsene mit bereits lange bestehender Krankheit. In den späten Stadien mit kompensierter oder dekompensierter Niereninsuffizienz wird ein Internist zugezogen (s. Abb. 2). Jeder Arzt sieht nur einen Ausschnitt aus dem Krankheitsverlauf. Das steht einer folgerichtigen Behandlung über lange Zeit und nach einem einheitlichen Plan hinderlich im Wege.

Besonderheiten der Harnwegsentzündung in Kindheit und Jugend

In Kindheit und Jugend beginnende Harnwegsentzündungen nehmen aus mehreren Gründen eine Sonderstellung ein.

In den ersten Lebensmonaten besteht eine Abwehrschwäche gegenüber bakteriellen Infektionen. Das dürfte der wichtigste Grund für den Häufigkeitsgipfel von Harnwegsentzündungen in diesem Lebensabschnitt sein. Ebenso wie die meisten anderen durch Bakterien verursachten Krankheiten befällt auch die Harnwegsentzündung im ersten Trimenon Jungen häufiger als Mädchen; anschließend überwiegt das weibliche Geschlecht bei weitem, bis es im hohen Alter infolge der häufigen Harnentleerungsstörungen durch Prostatavergrößerung wieder vom männlichen Geschlecht überflügelt wird. Harnwegsentzündungen bei jungen Säuglingen führen erheblich häufiger zu einer Sepsis als im späteren Leben.

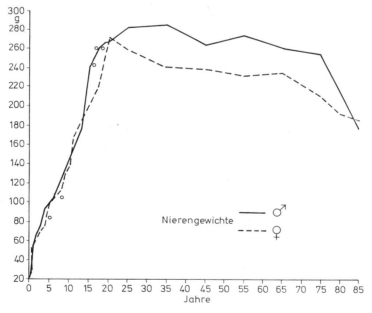

Abb. 3. Nierenwachstum in Kindheit und Jugend. Patienten ohne Nierenkrankheiten und ohne Stauungen im großen Kreislauf
(nach ROESSLE u. ROULET 1932)

Von der Geburt bis zum Ende des Wachstumsalters nimmt das Nierengewicht um mehr als das 10fache zu (s. Abb. 3). Diese Massenzunahme der Nieren beruht weitgehend auf einer Ausreifung der Glomeruli und Tubuli und stellt die Voraussetzung für eine Bewältigung der mit dem Körperwachstum immer größer werdenden Anforderungen an die Nierenfunktion dar. Durch eine Pyelonephritis befallenes Nierengewebe von Kindern und Jugendlichen wächst nicht im normalen Tempo. Wenn im ganzen Organ entzündliche Herde verstreut sind, bleibt die Niere insgesamt klein; bei Erkrankung nur eines Teils einer Niere bleibt der Parenchymmantel in diesem Abschnitt schmal. Infolge dieser Auswirkungen auf das Parenchymwachstum kann auch die Zunahme der Leistungsfähigkeit hinter der Norm zurückbleiben.

Umgekehrt haben Nierenparenchym und ableitende Harnwege beim jungen Menschen eine besonders große Regenerationskraft. Das äußert sich in den vielfach verblüffend guten Ergebnissen rechtzeitiger Operationen schwerer angeborener Fehlbildungen des Harntraktes. Aus diesem Grunde ist es gerade bei Kindern und Jugendlichen sehr wichtig, eine notwendige operative Behandlung frühzeitig einzuleiten.

Bei Mädchen mit Harnwegsentzündung ist die Gefahr neuer Schübe während Schwangerschaften sehr groß. Bei unbehandelter Bakteriurie während der Schwangerschaft sind Frühgeburt und Tod des Neugeborenen nach den Untersuchungen von Kass u. Mitarb. (1965) und mehreren Nachuntersuchern signifikant gehäuft. Hieraus ergibt sich die Notwendigkeit der besonders intensiven Behandlung von Harnwegsentzündungen bei Mädchen und einer besonders sorgfältigen Betreuung während späterer Schwangerschaften.

● In Kindheit und Jugend beginnende Harnwegsentzündungen sind besonders ernst zu bewerten und intensiv zu behandeln!

Bausteine der Diagnose

Die Symptomatik der Harnwegsentzündungen wechselt von einem Kranken zum anderen und manchmal sogar beim gleichen Patienten in verschiedenen Phasen der Krankheit. Zwischen dem sich gesund fühlenden und äußerlich gesund erscheinenden Kind und dem Kranken mit schwerer septischer Form der akuten Pyelonephritis oder mit Siechtum infolge Niereninsuffizienz gibt es alle Übergänge. Das vermeintlich typische Bild der akuten Harnwegsentzündung mit Fieber, Erbrechen, Lendenschmerz, häufigem und schmerzhaftem Harndrang, welches bis vor wenigen Jahren vielfach als kennzeichnendes oder sogar obligates Erscheinungsbild der Krankheit hingestellt wurde, findet man nur bei einem Teil der Patienten. Oft bleibt die Symptomatik diskret und vieldeutig. Die Diagnose kann nur selten auf den ersten Blick oder aufgrund einfach zu gewinnender Befunde bei der allgemeinen Untersuchung gestellt werden. Meist müssen die Ergebnisse mehrerer Untersuchungsmethoden mühsam wie Bausteine zu einer Diagnose zusammengesetzt werden. Hierbei ist eine enge Zusammenarbeit von Hausarzt, Spezialarzt und Klinik nützlich und manchmal sogar unerläßlich.

Disponierende Krankheiten

Folgende Krankheiten führen nach Angaben im Schrifttum oder nach eigenen Erfahrungen zu einer Häufung von Harnwegsentzündungen:

> Staphylokokkeninfektionen jeder Lokalisation;
> Passagestörungen des Darmtraktes (z. B. spastisch-hypertrophische Pylorusstenose sowohl mit als auch ohne Atropin-Behandlung, Ösophaguschalasie);
> Blitz-Nick-Salaam-Krämpfe mit und ohne Kortikoidbehandlung;
> Glomerulonephritis.

Bei einem Teil dieser Krankheiten ist der pathogenetische Mechanismus, der zur Häufung von Harnwegsentzündungen führt, noch nicht bekannt.

Besonders stark disponieren alle morphologischen und funktionellen Anomalien am Harntrakt zu Harnwegsentzündungen. Diese sind häufig mit angeborenen Fehlbildungen anderer Organe kombiniert, zum Beispiel mit Herzfehlern, Hüftgelenksdysplasien, Phokomelien.

Die Wahrscheinlichkeit neuer Schübe nimmt mit der Anzahl bereits abgelaufener Attacken einer Harnwegsentzündung zu.

● Bei Kindern mit den genannten disponierenden Krankheiten, vor allem mit bereits bekannten Anomalien am Harntrakt oder früheren Schüben, muß besonders sorgfältig nach einer Harnwegsentzündung gesucht werden!

Subjektive Symptome

Bei jungen *Säuglingen* ergibt sich aus verständlichen Gründen in der Regel keinerlei Hinweis auf subjektive Mißempfindungen. Erst nach Ende der ersten Lebensmonate legen auffällige Unruhe, Schreiattacken und Reizbarkeit gelegentlich den Verdacht auf Schmerzen nahe. Nur selten fällt ein zeitlicher Zusammenhang zwischen einem ungewöhnlichen Verhalten des Säuglings und der Miktion auf. Besonders stark ist die Unruhe bei Säuglingen mit Harnverhaltung. Bei *Schulkindern und Jugendlichen* unterscheiden sich die subjektiven Symptome nicht mehr grundlegend von denen des Erwachsenen. Im Gegensatz zu einer noch immer weit verbreiteten Vorstellung sind aber auch bei ihnen uncharakteristische, nicht richtungweisende subjektive Symptome wie Kopfschmerzen und diffuse Leibschmerzen häufiger als Schmerzen in der Nierengegend oder gehäufter, schmerzhafter Harndrang. Bei einem beträchtlichen Teil der Kranken fallen lediglich Müdigkeit, allgemeine Unlust, Appetitlosigkeit und vermehrter Durst auf. Eines der häufigsten Symptome einer Harnwegsentzündung bei Kindern, die ihre Harnblase bereits unter Kontrolle hatten, ist das Wiederauftreten von Einnässen (»sekundäre Enuresis«). In jedem Lebensalter gibt es Kranke mit Harnwegsentzündung, die sich völlig gesund fühlen. Bei manchen Patienten mit Harnwegsentzündung lenken lokalisierte Schmerzen im rechten Unterbauch mit Übelkeit den Verdacht auf eine Appendizitis. Einige Kranke mit Harnwegsentzündung ohne sonstige subjektive Symptome kommen zum Arzt, weil sie zufällig eine Makrohämaturie bemerkten. Eine Erschwerung der Miktion gegenüber der Norm wird nur einem Teil der Patienten bewußt; Kinder mit Schwierigkeiten seit der Geburt infolge angeborener Anomalien am unteren Harntrakt halten ihren Zustand vielfach für normal.

● Subjektive Symptome sind bei der Harnwegsentzündung nur selten richtungweisend und können völlig fehlen!

Untersuchung durch den Hausarzt

Die meisten Kranken mit einer Harnwegsentzündung werden zunächst dem Hausarzt vorgestellt; »Hausarzt für die Kinder« ist der Pädiater. Wegen der großen Zahl der zu betreuenden Patienten muß sich der Hausarzt in der Regel auf einfach durchzuführende, nicht zeitraubende Untersuchungen beschränken. Diese reichen in der Mehrzahl der Fälle bei sorgfältiger Handhabung für eine zuverlässige Diagnose aus.

Allgemeine Untersuchung

Die Befunde bei der allgemeinen Untersuchung von Patienten mit Harnwegsentzündung sind uneinheitlich und oft ebenso uncharakteristisch wie die subjektiven Beschwerden. Sie weisen nur selten direkt auf eine Krankheit des Harntraktes hin. Bemerkenswert sind die großen Unterschiede in den verschiedenen Altersstufen.

Bei *Neugeborenen* beobachtet man häufig eine Verschlechterung des Appetits mit Gewichtsstillstand oder Gewichtsverlust. Manche Neugeborene mit Harnwegsentzündung erbrechen. In der Regel besteht leichtes Fieber. Fast immer liegt eine auffällige Blässe vor, meist mit für das Alter leicht erniedrigten Werten von Hämoglobin und Erythrozyten im Blut. Der Neugeborenenikterus verläuft ungefähr bei einem Drittel der Patienten mit Harnwegsentzündung verstärkt und verlängert. Die große Fontanelle kann vorgewölbt und leicht gespannt sein. So gut wie immer gelingt es, durch die weichen Bauchdecken hindurch eine Vergrößerung beider Nieren zu tasten.

Auch bei *Säuglingen jenseits der Neugeborenenperiode* sind Appetitlosigkeit, mangelhaftes Gedeihen, fahle Blässe und Ikterus die häufigsten Befunde der allgemeinen Untersuchung. Fieber ist nicht obligat. Tonisch-klonische Krampfanfälle kommen in zeitlichem Zusammenhang mit Fieber vor, werden aber ebenso wie eine Vorwölbung der Fontanelle gegen Ende des ersten Lebensjahres immer seltener. Ikterus mit Bilirubinkonzentrationen bis ungefähr 15 mg % tritt überwiegend im ersten Trimenon auf; das Bilirubin reagiert etwa zur Hälfte direkt. Bei manchen Säuglingen mit Harnwegsentzündung findet man lediglich allgemeine Zeichen einer schweren entzündlichen Erkrankung, so daß man beispielsweise an eine Osteomyelitis oder Sepsis denkt. Akute Harnverhaltungen, die bei Säuglingen mit Harnwegsentzündung gelegentlich vorkommen, führen zu einem dramatischen klinischen Bild. Die Patienten liegen sehr unruhig mit überstrecktem Rumpf, stark vorgewölbtem und diffus druckschmerzhaftem Abdomen da. Man hört nur wenig Darmgeräusche. Wegen der Spannung der Bauchdecken ist die Vergrößerung der Blase durch die Perkussion meist zuverlässiger nachzuweisen als durch die Palpation. Es besteht die Gefahr, daß bei diesen Kindern wegen des Verdachts auf ein akutes Abdomen eine Laparotomie durchgeführt wird. Weil die Fontanelle vorgewölbt und gespannt sein kann, liegt manchmal der Gedanke an eine Meningitis nahe.

Schulkinder und Jugendliche mit Harnwegsentzündung haben gelegentlich einen Druckschmerz in der Blasengegend und nur selten einen Klopfschmerz in den Nierenlagern. Mädchen haben relativ häufig eine Vulvitis, Jungen gelegentlich eine Rötung der Umgebung des Meatus externus urethrae. Fieber ist auch in diesem Lebensalter nicht obligat.

Bei manchen Kindern und Jugendlichen mit Harnwegsentzündung besteht ein isolierter Druckschmerz über dem McBurney-Punkt mit Abwehrspannung und

Loslaßschmerz; eine Unterscheidung von der Appendizitis ausschließlich aufgrund der allgemeinen Untersuchung ist nicht möglich.

Da manchen Patienten mit angeborener Störung der Blasenentleerung ihre Schwierigkeiten nicht bewußt sind und viele Mütter über die Miktion ihrer Kinder keine zuverlässigen Angaben machen können, sollten bei Kindern mit Verdacht auf eine Harnwegsentzündung die Stärke des Harnstrahls und die mit der Blasenentleerung verbundene Anstrengung möglichst in der Praxis des Arztes beobachtet werden.

Eine Besichtigung des äußeren Genitale sollte Bestandteil der allgemeinen Untersuchung jedes Kindes sein, obschon man hierbei nur selten angeborene Anomalien entdeckt. Bei Jungen in den ersten Lebensjahren ist eine Phimose normal; forcierte Versuche, die Vorhaut zurückzustreifen und die instrumentelle Lösung von Verklebungen sind unnötig und gefährlich.

Eine Hypertonie ist bei Harnwegsentzündungen von Kindern und Jugendlichen selten.

Bei einem beträchtlichen Teil der Patienten mit Harnwegsentzündung sind die Befunde der allgemeinen Untersuchung normal.

● Krankhafte Befunde bei der Allgemeinuntersuchung von Kindern und Jugendlichen mit Harnwegsentzündung sind nur selten richtungweisend und fehlen häufig völlig!

Harnuntersuchung

Für die Diagnostik von Harnwegsentzündungen spielen auch heute noch in jedem Lebensalter Harnuntersuchungen die wichtigste Rolle. Wegen der besonderen Häufigkeit uncharakteristischer oder sogar normaler Befunde bei der allgemeinen Untersuchung gilt dies um so mehr, je jünger ein Patient ist.

Indikationen

Harnuntersuchungen sind längst zu einem obligaten Bestandteil jeder gründlichen Untersuchung eines Erwachsenen geworden. Dagegen wird vor allem bei jungen Kindern wegen der Schwierigkeiten der Harngewinnung häufig auf diese Untersuchung verzichtet. Kinder haben aber keineswegs seltener Harnwegsentzündungen als Erwachsene.

● Auch bei Kindern und Jugendlichen muß eine Harnuntersuchung obligater Bestandteil jeder gründlichen Untersuchung werden!

Besonders bei folgenden Indikationen sind Urinuntersuchungen erforderlich:

Alle Altersstufen

Schmerzen bei der Miktion;
Ungewöhnlich häufiger Harndrang;
Verdacht auf Appendizitis;
Verdacht auf akutes Abdomen;
Pyodermie;
Sepsis;
Fieber ohne eindeutige Ursache außerhalb des Harntrakts;
Anhaltende Abgeschlagenheit ohne ersichtlichen Grund;
Häufigeres Erbrechen;
Makrohämaturie;
Dystrophie;
Auffällig übelriechender Harn.

Säuglinge

Gewichtsstillstand oder -abnahme ohne ersichtlichen Grund;
Anhaltende Appetitlosigkeit;
Durchfall ohne raschen Erfolg der üblichen Behandlung;
Fahle Blässe;
Ikterus;
Passagestörungen des Magen-Darm-Traktes;
Blitz-Nick-Salaam-Krämpfe;
Angeborene Fehlbildungen jeder Art.

Ältere Kinder

Enuresis;
Leib- oder Lendenschmerzen;
Kopfschmerzen.

Harngewinnung

Bei der Harngewinnung müssen Verunreinigungen soweit wie möglich vermieden werden; andererseits gilt es, den Patienten so wenig wie möglich zu belästigen oder zu gefährden. Die für die Harngewinnung zur Verfügung stehenden Methoden werden diesen beiden Forderungen in sehr verschiedenem Ausmaß gerecht.

Die Gefahr der Harnverunreinigung

Von besonderer praktischer Bedeutung ist die Harnverunreinigung durch Bakterien; hierauf gehen wir daher ausführlicher ein.

Schon bald nach der Geburt wird die Urethra auch beim Gesunden von Bakterien besiedelt. Bei jeder Spontanmiktion werden Keime von der Harnröhrenschleimhaut abgespült und mit dem Harn vermischt. Beim Blasenkatheterismus ist eine Verschleppung von Bakterien aus der Urethra in die Blase auch bei äußerster Sorgfalt nicht zu vermeiden; die Erreger fließen teilweise mit dem Harn durch den Katheter ab. Zur sogenannten »physiologischen Harnröhrenflora« gehören sowohl beim Jungen als auch beim Mädchen nicht nur harmlose Saprophyten sondern alle als Erreger einer Harnwegsentzündung in Betracht kommenden Keimarten.

Außer von der Urethra aus kann der Urin bei der Spontanmiktion durch Bakterien der Schleimhaut und Haut in der Umgebung der äußeren Harnröhrenmündung verunreinigt werden, besonders bei Mädchen.

Der Harn ist für die meisten Erreger ein gutes Nährmedium. Bei unbehandelten Patienten mit Harnwegsentzündung enthält der Blasenharn Erreger, sofern das entzündete Gewebe mit den ableitenden Harnwegen Verbindung hat. Die Bakterien vermehren sich während ihres Aufenthaltes in der Harnblase wegen der sehr günstigen äußeren Bedingungen rasch. Aus diesem Grunde ist die Bakterienmenge in der Volumeinheit Harn nach ausreichend langem Aufenthalt in der Blase bei Patienten mit Harnwegsentzündung sehr groß, selbst wenn es sich um eine wenig ausgedehnte Krankheit handelt; am zuverlässigsten findet man bei Patienten, die über Nacht trocken sind, im ersten Morgenharn pathologische Werte. Im Gegensatz hierzu ist die Bakterienmenge pro Volumeinheit, die dem Harn bei der Spontanmiktion oder dem Blasenkatheterismus beigemischt wird, normalerweise viel geringer; erst wenn der Harn nach Gewinnung längere Zeit bei genügend hoher Temperatur aufbewahrt wird, kommt es auch hier durch rasche Vermehrung zu einer großen Bakterienmenge. Eine Untersuchung der Bakterienmenge in der Volumeinheit frisch gewonnenen Harns ermöglicht aus den angeführten Gründen in der Regel eine ausreichend zuverlässige Unterscheidung zwischen Harnwegsentzündung und Harnverunreinigung. Über das normale und unvermeidliche Maß hinausgehende Verunreinigungen sowie längere Aufbewahrung von Harn bei Zimmertemperatur verwischen diesen Unterschied jedoch und führen daher zu Fehldiagnosen.

Bei Mädchen kann es bei jeder Miktion zu einem Rückfluß von Harn in die Vagina kommen. Diese Gefahr ist bei der Miktion im Liegen größer als im Sitzen. Die Vagina ist so gut wie immer durch Bakterien besiedelt. Dies ist ein weiterer Grund dafür, daß bei Mädchen die Gefahr einer Harnverunreinigung mit Bakterien während der Miktion weitaus größer ist als bei Jungen.

Ähnliches gilt für die Verunreinigung des Harns mit Leukozyten; sie kann ausgehen von der Urethra, der Vagina, der Vulva oder dem Präputialsack.

Durch sorgfältige Säuberung der Umgebung der äußeren Harnröhrenmündung kann die Verunreinigung des Harns mit Bakterien und Leukozyten verringert, aber nicht völlig ausgeschaltet werden. Bei ungenügender Säuberung, bei Patienten mit einer Balanitis oder Vulvitis und bei ungewöhnlich starker Verunreinigung des Harns in Gebieten, die einer Säuberung nicht zugänglich sind, erreicht die Bakterien- und Leukozytenmenge im Harn Werte wie bei Harnwegsentzündungen.

● Über das normale Maß hinausreichende Verunreinigungen von Spontan- und Katheterurin mit Bakterien oder Leukozyten führen zu Fehldiagnosen!

Die einzige Methode der Harngewinnung ohne die Gefahr einer Verunreinigung ist die suprapubische Blasenpunktion.

Die Gefährdung des Patienten

Bis vor wenigen Jahren verwendete man bei Frauen und Mädchen für bakteriologische Harnuntersuchungen ausschließlich Katheterurin; in manchen Kinderkliniken wurden sogar die Knaben katheterisiert, wenn der Urin bakteriologisch untersucht werden sollte. Dieses Vorgehen wurde in letzter Zeit von zahlreichen Autoren mit dem Hinweis auf die Gefahren für den Patienten scharf angegriffen. Dagegen halten andere erfahrene Untersucher nach wie vor den Blasenkatheter in einer sorgfältigen und geübten Hand für ungefährlich. Die Wahrheit dürfte in der Mitte liegen. Die Verschleppung pathogener Keime aus der Urethra in die Harnblase kann beim Einlegen eines Katheters nicht verhindert werden. Darum findet man bei manchen Patienten mit vorher unauffälligem Harnbefund nach einem Blasenkatheterismus pathologische Mengen pathogener Keime im Harn. In der Regel normalisiert sich dieser Befund jedoch ohne klinische Symptome einer Entzündung und ohne Behandlung. Nur selten entwickelt sich das volle klinische Bild einer Harnwegsentzündung. Hierbei handelt es sich so gut wie immer um Patienten mit Harnabflußstörungen. Für Patienten mit normalem Harnabfluß scheint die Blasenkatheterisierung dagegen nach unseren eigenen Erfahrungen und nach den Angaben im Schrifttum kein ins Gewicht fallendes Risiko darzustellen. Die Urinuntersuchung steht aber am Anfang der Diagnostik. Sie muß schon durchgeführt werden, bevor der Harnabfluß untersucht werden konnte und bevor bekannt ist, ob ein Katheterismus ein nennenswertes Risiko bedeutet oder nicht. Daher muß die Blasenkatheterisierung soweit wie möglich eingeschränkt werden. Wir halten es jedoch für bedenklich, die Gefährdung des Patienten durch einen Katheter polemisch übertrieben darzustellen und die Diagnose Harnwegsentzündung bei Mädchen ausschließlich aufgrund der Untersuchung von Spontanurin zu stellen. Sogar Mittelstrahlurin kann bei gesunden

Mädchen so stark mit Bakterien und Leukozyten verunreinigt sein, daß eine Harnwegsentzündung vorgetäuscht wird. Die Fehldiagnose Harnwegsentzündung hat eine überflüssige Behandlung mit Antibiotika und vielfach darüber hinaus überflüssige röntgenologische Untersuchungen zur Folge; beides ist keineswegs unbedenklich.

In den letzten Jahren wird in zunehmendem Maße die Harngewinnung durch suprapubische Blasenpunktion empfohlen. Sie ist für den Patienten weniger gefährlich als ein Blasenkatheterismus. Mikrohämaturien verschwinden rasch wieder. Hinweise darauf, daß die bei Ratten mit Harnwegsentzündung nach suprapubischer Blasenpunktion beobachteten Bakteriämien beim Menschen vorkommen, ergaben sich bisher nicht. Bei Erwachsenen mit Blasenentleerungsstörungen wurden Infiltrate nachgewiesen, die vermutlich durch Eindringen von Urin in den Stichkanal verursacht waren. Berichte über Abszedierungen in der Gegend des Stichkanals liegen bisher nicht vor. Es ist auch fraglich, ob derartige Infiltrate sich bei Verwendung der für Kinder empfohlenen dünnen Kanülen entwickeln. PRAT u. Mitarb. (1969) beobachteten in Tierexperimenten, daß eine experimentelle Harnwegsinfektion schon bei geringfügigen Schädigungen der Blasenschleimhaut chronisch verläuft, statt wie sonst üblich rasch auszuheilen. Diese Gefahr scheint nach den bisherigen Erfahrungen beim Menschen nach Blasenpunktionen nicht zu bestehen.

Indikationen der verschiedenen Methoden

Für die Uringewinnung bei Kindern und Jugendlichen muß eine Auswahl zwischen folgenden Methoden getroffen werden:

> Befestigung von Behältern vor dem äußeren Genitale zum Auffangen von Spontanurin;
> Auffangen von Harn in einem Glaseinsatz während der Spontanmiktion auf dem Topf;
> Gewinnung von Mittelstrahlurin;
> Blasenkatheterisierung;
> suprapubische Blasenpunktion.

Die Auswahl muß im Einzelfall vor allem aufgrund des Alters und Geschlechts des Patienten, des Krankheitsbildes und der Vorbefunde erfolgen.

Bei *Säuglingen* wird normalerweise für die erste, orientierende Untersuchung Urin in einem vorgebundenen Klebebeutel oder Glasgefäß aufgefangen. Nach unseren Erfahrungen verdienen Klebebeutel gegenüber Glasgefäßen den Vorzug. Bei pathologischem Ergebnis wird die Untersuchung wiederholt. Bei Neugeborenen gelingt es vielfach, mit Hilfe des Perez-Reflexes Mittelstrahlurin zu gewinnen.

Bei bedrohlich kranken Säuglingen mit den allgemeinen Zeichen einer schweren Entzündung sollte man keine Zeit damit verlieren, für die wegen der Möglichkeit einer Harnwegsentzündung erforderliche Urinuntersuchung auf eine Spontanmiktion zu warten. In solchen Situationen sollte man die Blase punktieren oder katheterisieren und dann unverzüglich mit der Behandlung beginnen.

Kinder, die bereits an den Topf gewöhnt sind, setzen wir auf einen Topf mit sterilem Glaseinsatz.

Ungefähr *vom 4. Lebensjahr an* ist in der Regel bei *Jungen* die Gewinnung von Mittelstrahlurin möglich. Bei *Mädchen* gelingt dies jedoch auch im höheren Alter in der ungewohnten Untersuchungssituation oft nicht. Wenn die Gewinnung von Mittelstrahlurin nicht möglich ist, setzen wir auch Mädchen im Schulalter auf einen Topf mit sterilem Glaseinsatz.

Bei pathologischem Ergebnis der ersten Harnuntersuchung untersuchen wir noch einmal, nach Möglichkeit Mittelstrahlurin. Bei Jungen ist ein pathologisches Ergebnis in zwei aufeinanderfolgenden Mittelstrahlurinen so zuverlässig, daß auf Katheterurin oder Punktionsurin verzichtet werden kann. Bei Mädchen kann dagegen die Diagnose einer Harnwegsentzündung wegen des häufigen Refluxes von Harn in die Vagina nur aufgrund von Untersuchungen in Spontan- oder Mittelstrahlurin oft nicht absolut zuverlässig gestellt werden; bei pathologischen Ergebnissen von zwei aufeinanderfolgenden Untersuchungen in Spontan- oder Mittelstrahlurin halten wir die Untersuchung von Katheter- oder Punktionsurin für wünschenswert.

Die Entscheidung zwischen Blasenkatheterismus und Blasenpunktion muß im Einzelfall aufgrund der Erfahrung des Untersuchers und aufgrund der Befunde beim Patienten getroffen werden; bei einer Vulvitis oder Balanitis halten wir den Blasenkatheterismus beispielsweise für kontraindiziert.

Säuberung vor der Harngewinnung

Spontan- und Katheterurin

Vor der Gewinnung von Spontanurin sollten die Patienten in der gleichen Weise gesäubert werden wie vor einem Blasenkatheterismus. Die Säuberung beginnt nach Möglichkeit mit einem Bad, bei dem die Umgebung des äußeren Genitales sorgfältig gewaschen wird; bei Mädchen müssen hierbei die Schamlippen gespreizt und die Vulva vorsichtig mit milder Seife gesäubert werden. Bei Jungen wird nach Möglichkeit die Vorhaut zurückgestreift und die Glans sowie die Schleimhaut des Präputialsacks sorgfältig gewaschen. Bei stationären Patienten läßt es sich einrichten, daß dieses Bad der Uringewinnung unmittelbar vorangeht. Bei ambulanten Patienten sollte das Bad nach Möglichkeit kurz vor dem Gang zum Arzt durchgeführt werden. Bei ambulanten Patienten empfehlen wir in jedem Fall eine zusätzliche Säuberung unmittelbar vor der Uringewinnung. Hierfür werden von vielen Untersuchern desinfizierende Lösungen verwendet, z. B. Sublimatlösung 1 : 1000, Oxyzyanatlösung 1 : 3000. Wenn Reste derartiger Desinfektionslösungen in den Harn gelangen, kommt es durch Hemmung des Bakterienwachstums zu einer Verfälschung der bakteriologischen Untersuchungsergebnisse. Aus diesem Grunde muß überschüssige Desinfektionslösung sorgfältig entfernt werden. Manche Autoren empfehlen in letzter Zeit sogar, für die Säuberung lieber reines Wasser zu verwenden. Bei Mädchen müssen die Schamlippen gespreizt, bei Jungen die Vorhaut so weit wie leicht möglich zurückgestreift werden; mit sterilen Tupfern wird die Umgebung der äußeren Harnröhrenmündung sorgfältig und gleichzeitig schonend gesäubert. Forcierte Versuche, eine enge Vorhaut bei Jungen zurückzustreifen, müssen unterbleiben! Die Säuberung vor einer Miktion darf bei Patienten mit Enteritis nicht länger als eine Stunde zurückliegen, bei anderen Patienten höchstens vier Stunden.

● Eine sorgfältige Säuberung der Umgebung der äußeren Harnröhrenmündung entscheidet weitgehend über die Zuverlässigkeit der Untersuchungsergebnisse in Spontanurin. Überschüssiges Desinfektionsmittel muß vor der Miktion entfernt werden!

Suprapubische Blasenpunktion

Vor einer suprapubischen Blasenpunktion muß die Haut zwischen Symphyse und Nabel sorgfältig mit Äther und einem Desinfektionsmittel gesäubert werden.

Gewinnung von Mittelstrahlurin

Jungen

Die Vorhaut wird möglichst zurückgestreift. Nachdem die ersten ml Harn in kräftigem Strahl abgelaufen sind, fängt man die für die Untersuchung bestimmte Portion in sterilen Gefäßen auf.

Mädchen

Die Verunreinigung des Harns bleibt bei einer Miktion mit gespreizten Labien am geringsten. Diese gelingt jedoch vor dem 10. Lebensjahr vielfach nicht. Einige Autoren empfehlen für die Gewinnung von Mittelstrahlurin junger Mädchen die knieende Stellung, für Jugendliche und Frauen die Lagerung auf dem gynäkologischen Untersuchungstisch. Unter derartig ungewohnten Umständen können viele Patientinnen nicht im Strahl urinieren, vor allem nicht bei schmerzhafter Entzündung im unteren Harntrakt.

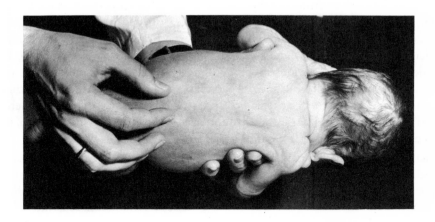

Abb. 4. Perez-Reflex (1955) beim Neugeborenen. Auf diese Weise gelingt vielfach die Gewinnung von Mittelstrahlurin auch in dieser Altersstufe. – Einzelheiten im Text

Neugeborene (s. Abb. 4)

Die Kinder werden etwa eine halbe Stunde nach einer Mahlzeit gesäubert und mit dem Gesicht nach unten gehalten. Dann streicht man mehrmals über die paravertebralen Muskelgruppen. Infolge des *Perez-Reflexes* kommt es hierbei in der Regel innerhalb einiger Minuten zur Miktion. Die für die Untersuchung bestimmte Menge Harn kann aus der Mitte des Harnstrahles aufgefangen werden.

Junge Säuglinge urinieren häufig nach dem Bad, wenn sie abgetrocknet und angezogen werden. Es lohnt sich, zum Auffangen von Urin geeignete Gefäße im Säuglingsbadezimmer bereitzuhalten.

Gewinnung von Spontanurin (kein Mittelstrahlurin)

Nicht an den Topf gewöhnte Kinder

Vor dem Genitale werden Plastikbeutel oder Glasgefäße zum Auffangen des Urins befestigt. Das Gesäß der Kinder wird flach- oder durch ein bis zwei zusammengefaltete Windeln hochgelagert. Die Plastikbeutel sind für Jungen und Mädchen gleich. Wir benutzen den »Urinbeutel zum Ankleben« der Firma Braun,

Melsungen. Auf sorgfältig gesäuberter Haut klebt er gut. Die Schutzfolie soll erst unmittelbar vor dem Gebrauch von der Klebefläche entfernt werden. Beim Jungen bereitet das Ankleben in der Umgebung des Penisansatzes keine Schwierigkeiten (Abb. 5). Beim Mädchen muß sorgfältig auf einen zuverlässigen Abschluß gegenüber dem Anus geachtet werden; es ist zu empfehlen, nach dem Ankleben des Beutels die beiden Gesäßhälften kräftig gegeneinander zu drücken. Nach der Miktion schneidet man eine körperferne Ecke des Plastikbeutels ab und läßt den Urin in ein steriles Gefäß laufen. Bei älteren Säuglingen müssen die Beine nach dem Ankleben eines Plastikbeutels fixiert werden. Dies gelingt gut durch zwei zu Krawatten gefaltete Windeln, die man als Schlinge um die Unterschenkel legt und am Gitter des Bettchens befestigt (Abb. 5). Nach dem Ankleben des Plastikbeutels muß regelmäßig in Abständen von ungefähr zehn Minuten nachgesehen werden, ob schon Urin entleert wurde.

Die Benutzung von Reagenzgläschen beim männlichen und von Erlenmeier-Kolben beim weiblichen Säugling und Kleinkind bietet gegenüber Klebebeuteln nur den Vorteil des geringeren Preises. Der Klebebeutel ist einfacher zu handhaben und schonender für das Kind. Der niedergelassene Arzt kann Plastikbeutel für den jeweiligen Patienten rezeptieren.

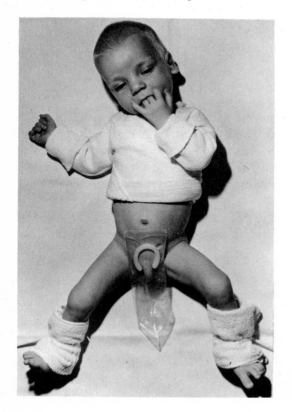

Abb. 5. Säugling mit angeklebtem Plastikbeutel zum Auffangen von Spontanurin. Die Beine sind am Gitter des Bettes befestigt

Wir empfehlen, die Harngewinnung auch bei diesen jungen Kindern möglichst in den Praxisräumen durchzuführen. Eine erfahrene Helferin nimmt die Säuberung des äußeren Genitales vor, befestigt den Klebebeutel und fixiert die Beinchen. Die Mutter bleibt anschließend in einem Warteraum bei ihrem Kind bis es uriniert hat. Auf diese Weise bleibt der Zeitaufwand für die Helferin in zumutbaren Grenzen. Die Untersuchungsergebnisse sind erheblich zuverlässiger, als wenn die Mutter den Harn zu Hause gewinnt und zur Untersuchung beim Arzt abliefert.

An den Topf gewöhnte Kinder

Bei manchen bereits an den Topf gewöhnten Kindern gelingt die Miktion auf Anordnung und damit die Gewinnung von Mittelstrahlurin noch nicht. Diese Kinder werden durch vorgebundene Gefäße irritiert; manche unterdrücken die Miktion auch bei voller Blase solange wie möglich. Wir setzen sie auf einen Topf mit sterilem Glaseinsatz (Abb. 6). Der Einsatz muß nach jeder Benutzung sterilisiert, zumindest jedoch mit kochendem Wasser gesäubert werden. Er darf keine Reste von Desinfektionsmitteln enthalten, damit die Ergebnisse der bakteriologischen Harnuntersuchung nicht verfälscht werden. So rasch wie möglich nach der Miktion wird der Urin aus dem Glaseinsatz in sterile Untersuchungsgefäße abgefüllt.

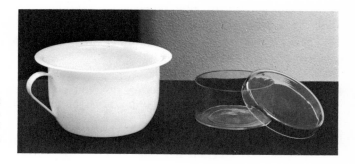

Abb. 6. Steriler Glaseinsatz für die Gewinnung von sauberem Spontanurin bei Kleinkindern, die schon an den Topf gewöhnt sind

Gewinnung von Katheterurin

Die Umgebung der äußeren Harnröhrenmündung muß beim Einführen des Katheters gut sichtbar sein. Zu diesem Zweck müssen die Patienten in einem hellen Raum auf einer genügend hohen und zugänglichen Unterlage liegen. Forcierte Versuche, eine enge Vorhaut zurückzustreifen, müssen unterbleiben. Die ersten durch den Katheter abfließenden Tropfen Harn enthalten oft beträchtliche Mengen Bakterien und Leukozyten aus der Urethra und sollten daher verworfen werden.

Mädchen

Die Beine werden im Hüftgelenk abduziert und gebeugt und im Kniegelenk gebeugt gehalten. Die Einführung des Katheters erfolgt bei gespreizten Schamlippen mit einer sterilen Pinzette; viele Untersucher halten die Benutzung steriler Handschuhe für erforderlich.

Jungen

Die Vorhaut muß zumindest soweit zurückgestreift werden, daß die äußere Harnröhrenmündung gut sichtbar ist. Der Katheter wird bei zurückgestreifter Vorhaut mit einer sterilen Pinzette eingeführt, ohne die Vorhaut zu berühren.

Wir raten dringend, alle Blasenkatheterisierungen mit zum einmaligen Gebrauch bestimmten Plastiksonden durchzuführen, die steril verpackt im Handel angeboten werden. Wir benutzen die für die Ernährung Frühgeborener entwickelten Ernährungssonden der Firma Laboratori Pharmaseal, Baierbrunn b. München (K 31 = 8 Charr, K 32 = 5 Charr). Manche von anderen Firmen angebotenen, steril verpackten Plastikkatheter besitzen am vorderen Ende scharfe Kanten und führen zu schmerzhaften Schleimhautverletzungen. Wir empfehlen, die Spitze der Katheter vor der Benutzung sorgfältig zu überprüfen. Die meisten Autoren machen den Katheter mit Purin gleitfähig. Katheterpurin in Salbentöpfen ist häufig mit pathogenen Keimen verunreinigt und daher gefährlich. Empfehlenswert ist dagegen Katheterpurin aus Tuben; man läßt Purin auf den Katheter tropfen, ohne die Tube zu berühren. Wir selber verzichten bei der Katheterisierung von Mädchen wegen der kurzen und immer ausreichend weiten Urethra auf Katheterpurin.

● Blasenkatheterisierungen dürfen nur von erfahrenen Ärzten oder besonders bewährten und erfahrenen Helfern durchgeführt werden!

Bei manchen Jungen ist die proximale Urethra so eng, daß das Einführen des Katheters Schwierigkeiten bereitet. Forcierte Versuche zur Überwindung dieser engen Region müssen wegen der Gefahr von Schleimhautschwellungen mit Hämaturie und anschließenden Miktionsschmerzen unterbleiben.

Einige Autoren instillieren am Ende einer Blasenkatheterisierung zur Verminderung der Infektionsgefahr ein Antibiotikum mit breitem Wirkungsspektrum. Ein sicheres Urteil über den Nutzen dieser Maßnahme ist bisher nicht möglich. Wir empfehlen es der Sicherheit halber bei Patienten mit Störung des Harnabflusses, vor allem mit Restharn.

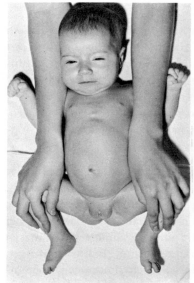

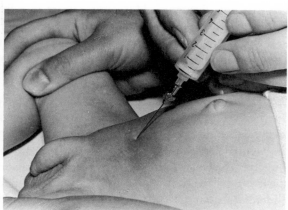

Abb. 7. Lagerung eines Säuglings für eine suprapubische Blasenpunktion (links). Die Punktion erfolgt knapp oberhalb der Symphyse mit einer 14er Kanüle bei einem Einstichwinkel von 45 bis 60 Grad (rechts)

Suprapubische Blasenpunktion (Abb. 7)

Ungefähr eine halbe Stunde vor der geplanten Punktion wird reichlich Flüssigkeit per os verabreicht. Säuglingen wird eine trockene Windel vorgelegt, damit später kontrolliert werden kann, ob eine Miktion stattgefunden hat. Vor der Punktion wird der Füllungszustand der Blase durch Palpation oder Perkussion überprüft. Nur wenn in der letzten halben Stunde keine Miktion erfolgte und die Blase mit Sicherheit voll ist, verspricht eine Punktion sicheren Erfolg. Bei Kindern wird die Punktion mit einer 14er Kanüle und einer 5-ml-Spritze durchgeführt. Die Kanüle wird beim liegenden Patienten unmittelbar oberhalb der Symphyse in einem Winkel von 45 bis 60 Grad eingestochen und die erforderliche Harnmenge durch Aspiration gewonnen. Beim Vorschieben der Nadel spürt man deutlich, wann man die Blasenwand durchsticht.

Die Punktion wird vor allem bei Säuglingen durch eine zweckmäßige Lagerung erleichtert. Das Kind wird auf einer festen und flachen Unterlage in Froschhaltung gebracht. Eine Helferin, die hinter dem Kopf des Kindes steht, fixiert die Beine mit ihren Händen und die Arme mit ihren Unterarmen (Abb. 7 links).

Eine Lokalanästhesie ist überflüssig. Bei unruhigen älteren Säuglingen und Kleinkindern ist ein Sedativum zu empfehlen.

Aufbewahrung und Transport

Leukozyten, Erythrozyten und Zylinder können sich in alkalischem, warmem Harn auflösen. Darum sollten einige Tropfen 10%ige Essigsäurelösung zugesetzt werden, wenn die Untersuchung nicht voraussichtlich innerhalb von etwa 2 Stunden durchgeführt wird. Harn mit Zusatz von Essigsäure ist für bakteriologische Untersuchungen ungeeignet. Bei einer Aufbewahrung im Eisschrank fallen erhebliche Mengen Salze aus, welche bei der mikroskopischen Untersuchung stören. Darum sollte für mikroskopische Untersuchungen vorgesehener Harn nach Möglichkeit nicht unter Zimmertemperatur abgekühlt werden.

Bakterien vermehren sich im Harn bei Zimmertemperatur rasch. Für Harn, der durch suprapubische Blasenpunktion gewonnen wurde, ist dies ohne Belang, weil er normalerweise frei von Bakterien ist. Dagegen können sich beispielsweise die wenigen in Katheterurin gesunder Menschen oft vorhandenen Bakterien bei längerer Aufbewahrung oder längerem Transport unter Zimmertemperatur so stark vermehren, daß man bei der anschließenden Untersuchung Bakterienmengen findet, wie sie in frischem Katheterurin nur bei Harnwegsentzündungen vorkommen. Bei einer Temperatur von 4 °C findet keine Bakterienvermehrung statt. Aus diesem Grunde muß jeder für eine Untersuchung der Bakterienmenge bestimmte und nicht durch suprapubische Blasenpunktion gewonnene Harn entweder sofort untersucht oder sofort genügend stark abgekühlt werden. Die Abkühlung tritt nur bei kleinen Harnportionen rasch genug ein.

Die meisten in eigener Praxis tätigen Ärzte schicken den Harn zu bakteriologischen Untersuchungen in Speziallaboratorien. Eine Abkühlung während des Transportes unterbleibt wegen der erheblichen organisatorischen Schwierigkeiten. Die in solchem Harn erhobenen Befunde sind auch beim Einsatz der subtilsten bakteriologischen Befunde oft weniger zuverlässig, als wenn frischer Harn im eigenen Praxislaboratorium mit einfachen Methoden untersucht wird.

Die für Aufbewahrung und Transport benutzten Gefäße müssen steril und frei von Desinfektionsmitteln sein. Zuhause entleerter, in Gefäßen aus dem Haushalt mitgebrachter Harn ist für bakteriologische Untersuchungen ungeeignet.

Auf die Eiweißmenge im Harn wirken sich Aufbewahrung und Transport nicht aus.

● Oberstes Gebot bei zytologischen und bakteriologischen Harnuntersuchungen: Möglichst frischen Harn untersuchen!

Wenn sofortige Untersuchung nicht möglich ist: Für zytologische Untersuchungen bestimmten Harn mit einigen Tropfen 10%iger Essigsäurelösung versetzen, für bakteriologische Untersuchungen bestimmten Harn sofort abkühlen; nur nach suprapubischer Blasenpunktion kann die Abkühlung unterbleiben.

Wir füllen bei jedem Patienten Harn in zwei verschiedene Röhrchen ab. Der für zytologische Untersuchungen bestimmte Harn wird bei Zimmertemperatur aufbewahrt und gegebenenfalls mit Essigsäure versetzt, der für bakteriologische Untersuchungen bestimmte sofort in einen Eisschrank gebracht.

Untersuchung auf Eiweiß

Geringe Mengen Eiweiß findet man auch im Urin gesunder Menschen. Die physiologische Eiweißkonzentration kann am Tage bis zu 6 mg % erreichen und in der Nacht bis zu 3,5 mg %. Erst jenseits dieser Grenzwerte ist eine Proteinurie pathologisch.

Empfehlenswerte Methoden

Einzelheiten der Untersuchungstechnik werden als bekannt vorausgesetzt.

Die *Sulfosalizylsäureprobe* ist wegen ihrer Einfachheit besonders beliebt. Da sie schon Eiweißkonzentrationen von 1,5 mg % an erfaßt, beweist ein positives Ergebnis keine pathologische Proteinurie. Die Methode ist nicht für Eiweiß spezifisch: Sulfonamide, Paraaminosalizylsäure und andere Salizylate, Röntgenkontrastmittel und Penizillin können ebenfalls zu positiven Ergebnissen führen.

● Die Sulfosalizylsäureprobe ist unspezifisch und erfaßt schon geringe Eiweißkonzentrationen, die auch bei Gesunden im Harn vorkommen können!

Die *Kochprobe* ist umständlicher, erfaßt aber erst Eiweißkonzentrationen von 7,1 mg% an. Ihr positives Ergebnis ist als pathologisch anzusehen, wenn nicht Sulfonamide oder Röntgenkontrastmittel verabreicht wurden. Die Untersuchung kann dagegen sowohl bei zu geringer als auch bei zu starker Säuerung des Urins trotz pathologischer Eiweißkonzentration negativ ausfallen. Diese Täuschungsmöglichkeit soll entfallen, wenn man statt der meist gebräuchlichen Essigsäurelösung nach dem Kochen einige Tropfen des folgenden Azetatpuffers zusetzt:

Eisessig   5,7 ml
Natriumazetat   11,8 g
Wasser   bis 100   ml

● Die Kochprobe ist unspezifisch und kann bei zu geringer oder zu starker Säuerung trotz pathologischer Proteinurie negativ ausfallen. Zu empfehlen ist ein Azetatpuffer statt der Essigsäurelösung.

Teststreifen zum Eiweißnachweis sind den genannten herkömmlichen Methoden an Einfachheit, Schnelligkeit und Sauberkeit überlegen. Sie sind für Eiweiß so gut wie spezifisch; lediglich nach der Infusion von Polyvinylpyrrolidon und bei Benutzung von Gefäßen mit Resten quarternärer Ammoniumsalze sollen falsch positive Ergebnisse vorkommen. Bei einer Wasserstoffionenkonzentration über 9,0 sind sie nicht mehr zuverlässig; derartig stark alkalische Harne kommen aber nie vor. Eiweißkonzentrationen, die noch als normal angesehen werden müssen, führen nicht zu positiven Ergebnissen. Über den qualitativen Eiweißnachweis hinaus gestatten die Teststreifen auch eine orientierende Beurteilung der Eiweißmenge; die Ergebnisse sollen genauer sein als die der erheblich umständlicheren Methode nach ESBACH.

● Teststreifen sind zum raschen qualitativen und semi-quantitativen Eiweißnachweis im Harn besonders gut geeignet.

Beurteilung der Ergebnisse

Proteinurien sind vieldeutig. Sie beweisen nicht einmal eine Erkrankung des Harntraktes. Noch viel weniger sind sie für eine Harnwegsentzündung pathognomonisch.

Die Häufigkeit von Proteinurien bei Harnwegsgesunden mit Fieber ist allgemein bekannt (sogenannte *febrile Proteinurie*). Bei Kindern und Jugendlichen mit Fieber darf eine Proteinurie nur mit Vorbehalt als Hinweis auf eine Erkrankung des Harntraktes gedeutet werden.

Sogar bei harnwegsgesunden Kindern ohne Fieber ist eine Proteinurie keine Seltenheit. Wir haben bei 330 derartigen Kindern mit der Kochprobe in 16% der Fälle ein schwach positives Ergebnis beobachtet und in 3% der Fälle ein deutlich positives.

Besonders im Schulalter findet man ohne Erkrankung des Harntraktes gelegentlich die sogenannte *orthostatische Proteinurie*. Meist handelt es sich um langaufgeschossene, vasomotorisch erregbare Kinder mit Neigung zu Seitenstichen, Leib- und Kopfschmerzen sowie Schwindel oder Übelkeit beim Übergang von der horizontalen zur vertikalen Haltung. Der Entstehungsmechanismus dieser harmlosen Proteinurie ist nicht bekannt. Die Abgrenzung von anderen, weniger harmlosen Formen ist meist auf folgende Weise möglich:

1. Es werden *Harnuntersuchungen auf Bakterien, Leukozyten und Erythrozyten* und möglichst *Nierenfunktionsprüfungen* durchgeführt. Wenn hierbei pathologische Befunde erhoben werden, handelt es sich nicht um eine orthostatische Proteinurie.

2. *Lordoseversuch:* Je eine Portion während horizontaler und während vertikaler Körperhaltung gebildeten Urins wird auf Eiweiß untersucht. Es spricht für eine orthostatische und somit harmlose Proteinurie, wenn der im Liegen produzierte Harn eiweißfrei ist, der in aufrechter Körperhaltung gebildete dagegen Eiweiß enthält. Die Untersuchungsbedingungen können noch dadurch

verschärft werden, daß der Patient während der aufrechten Körperhaltung in Kreuzhohlstellung mit einem Stab im Rücken ungefähr eine Viertelstunde lang kniet.

3. Nachweis des *Essigsäure-Eiweißes*: Der Urin wird im Verhältnis 1 : 4 mit kaltem Wasser verdünnt. Dann setzt man einige Tropfen 3%ige oder 10%ige Essigsäurelösung zu. Wenn sofort oder nach wenigen Sekunden eine leichte Trübung einsetzt, die nach Zugabe einiger Tropfen Ferrozyankalilösung nicht nennenswert zunimmt, handelt es sich wahrscheinlich um eine orthostatische Proteinurie. Diese Untersuchung fällt besonders häufig in Harn positiv aus, der während eines Lordoseversuches gewonnen wurde.

Herzfehler, die auf dem Weg über eine Stauung im großen Kreislauf zu einer Proteinurie führen, sind meist aufgrund der übrigen Symptome bekannt.

Umgekehrt ist eine Proteinurie bei Harnwegsentzündungen nicht obligat. Bei 583 Untersuchungen unbehandelter Kinder mit dieser Krankheit fanden wir in 22% der Fälle eine negative und in 35% der Fälle eine nur schwach positive Kochprobe. Nur bei Patienten mit Harnwegsentzündung und Fieber über 38,5 °C fanden wir fast immer eine deutliche Proteinurie. Das Fehlen einer Proteinurie bei Patienten mit Fieber spricht gegen eine Harnwegsentzündung.

Wenn bei bakteriellen Harnwegsentzündungen überhaupt eine Proteinurie besteht, dann ist sie in der Regel geringer als beispielsweise bei der akuten diffusen Glomerulonephritis oder dem nephrotischen Syndrom. Eine Proteinurie von mehr als 3‰ spricht gegen eine bakterielle Harnwegsentzündung. Bei Übergreifen einer bakteriellen Entzündung auf das Nierenparenchym (Pyelonephritis) ist die Proteinurie durchweg etwas stärker als bei isolierten Entzündungen im unteren Harntrakt. Als alleinige Methode ist die Urinuntersuchung auf Eiweiß weder zum Nachweis noch zur Therapiekontrolle von bakteriellen Harnwegsentzündungen geeignet. Sie muß ergänzt werden durch die Untersuchung auf Leukozyten, Erythrozyten und Bakterien.

● Proteinurien sind für Harnwegsentzündungen weder obligat noch pathognomonisch.

Wenn eine nicht orthostatische Proteinurie mehrmals nachgewiesen wurde, müssen wegen der Vieldeutigkeit dieses Befundes zur Klärung der Ursache eingehende Untersuchungen durchgeführt werden. Eine der in Betracht kommenden Krankheiten ist die Harnwegsentzündung. Die wichtigsten zur Klärung erforderlichen Maßnahmen sind bakteriologische Harnuntersuchungen, röntgenologische Untersuchungen des Harntrakts und Prüfungen der Nierenfunktion.

Untersuchung auf Leukozyten

Die Beurteilung der Leukozytenmenge im Urin gehört zu den ältesten und am häufigsten durchgeführten medizinischen Laboratoriumsuntersuchungen. Leider wird sie meist mit einer ungenauen Methode durchgeführt, obschon bessere und keineswegs aufwendigere Verfahren zur Verfügung stehen.

Vergleich der Untersuchungsmethoden

Objektträgermethode

Der Urin wird zentrifugiert und dekantiert und dann die durchschnittliche Leukozytenmenge pro Gesichtsfeld in einem Tropfen Sediment zwischen Objektträger und Deckglas bei starker Vergrößerung ermittelt. Die zahlreichen Faktoren, welche die Ergebnisse beeinflussen können, sind in Tab. 1 zusammengestellt. Einige von ihnen können ohne Schwierigkeiten vereinheitlicht werden und spielen dann keine Rolle als Fehlerquelle mehr. Andere lassen sich dagegen nicht vereinheitlichen. STANSFELD u. WEBB (1953) ermittelten bei wiederholten Untersuchungen der jeweils gleichen Harnportionen mit der Objektträgermethode durchschnittlich fast 3mal größere Differenzen als mit der Zählkammermethode.

Tabelle 1. Einzelheiten des Untersuchungsganges, welche die Leukozytenmenge in einem Tropfen Urinsediment zwischen Objektträger und Deckglas beeinflussen können. Nach einer Tab. von RUPP (1959)

1. **Faktoren, welche vereinheitlicht werden können:**

   Menge des zentrifugierten Urins;
   Zentrifugendurchmesser;
   Umdrehungsgeschwindigkeit der Zentrifuge;
   Dauer des Zentrifugierens;
   Volumen Urin, in welchem das Sediment resuspendiert wird;
   Schichtdicke zwischen Objektträger und Deckglas;
      Volumen des übertragenen Tropfens,
      Größe des Deckgläschens;
   Größe des untersuchten Gesichtsfeldes.

2. **Faktoren, welche nicht vereinheitlicht werden können:**

   Spezifisches Gewicht des Urins;
   Viskosität des Urins.

Zählkammermethode

Die meisten Autoren benutzen *unzentrifugierten* Urin. Dieser wird geschüttelt und mit einer Pipette in eine Zählkammer gebracht. Die Art der verwendeten Zählkammer ist von untergeordneter Bedeutung; meist wird eine Fuchs-Rosenthal-Zählkammer mit einem Fassungsvermögen von 3,2 mm^3 verwendet (Abb. 8),

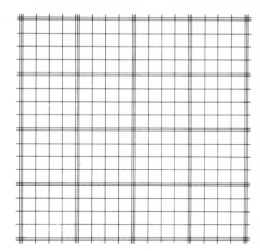

Abb. 8. Fuchs-Rosenthal-Kammer

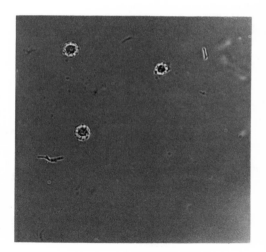

Abb. 9. Leukozyten und stäbchenförmige
Bakterien in der Fuchs-Rosenthal-Kammer

seltener eine Thoma-Zählkammer mit einem Fassungsvermögen von 1 mm³. Bei
ungefähr 300facher Vergrößerung werden die Leukozyten in der Kammer gezählt (Abb. 9). Dabei wird auf die schwierige Unterscheidung zwischen Leukozyten und Epithelzellen gleicher Größe meist verzichtet.

Die Beurteilungskriterien der Leukozytenmenge in unzentrifugiertem Harn hängen vor allem von der Art der Uringewinnung ab. In Katheterurin halten die
meisten Autoren bis zu 10 Leukozyten pro mm³ für normal und mehr als 20
Leukozyten pro mm³ für pathologisch; Werte zwischen 10 und 20 gelten als verdächtig. Die Angaben im Schrifttum über die Beurteilungskriterien für Spontan-

urin schwanken. Der Arbeitskreis »Probleme der Pyelonephritis« der Paul-Ehrlich-Gesellschaft für Chemotherapie einigte sich darauf, bis 20 Leukozyten pro
mm³ als unbedenklich, über 50 Leukozyten pro mm³ als wahrscheinlich pathologisch und Werte zwischen 20 und 50 pro mm³ als verdächtig zu bewerten. Unsere
eigenen in systematischen Untersuchungen gemeinsam mit dem Deutschen Rechenzentrum ermittelten Beurteilungskriterien für Spontanurin stimmen hiermit
überein. In Mittelstrahl- und Katheterurin zeigten unsere Ergebnisse dagegen
eine Abhängigkeit vom Alter und Geschlecht. Unsere in Tab. 2 zusammengestellten Beurteilungskriterien haben sich in der eigenen Klinik während mehrerer
Jahre vollauf bewährt. Sie dürfen jedoch nicht als starre Grenzwerte gehandhabt
werden.

Nur selten ist es notwendig, eine ganze Fuchs-Rosenthal-Kammer zu durchsuchen.
Meistens reicht es aus, die Leukozytenmenge in 4 repräsentativen großen Quadraten zu ermitteln; die Kriterien für eine solche orientierende Beurteilung sind in
Tab. 3 zusammengestellt. Nur wenn die Leukozytenmenge in 4 großen Quadraten weder normal noch pathologisch ist, muß die ganze Kammer untersucht
werden.

Tabelle 2. Beurteilungskriterien für die Leuko-
menge/mm³ unzentrifugierten Urins

Katheter- und Mittelstrahlurin

	Leuko/mm³
normal	
Jungen unter 3 J., Mädchen	weniger als 15
Jungen über 3 J.	weniger als 5
verdächtig	
Jungen unter 3 J., Mädchen	15–50
Jungen über 3 J.	5–10
pathologisch	
Jungen unter 3 J., Mädchen	über 50
Jungen über 3 J.	über 10

Spontanurin (außer Mittelstrahlurin)

normal	weniger als 20
verdächtig	20–50
pathologisch	über 50

Tabelle 3. Beurteilungskriterien für die Leukozytenmenge in 4 großen Quadraten der Fuchs-
Rosenthal-Kammer (unzentrifugierter Urin)

Katheter- und Mittelstrahlurin

	Leuko/4 gr. Quadrate
normal	
Jungen unter 3 J., Mädchen	weniger als 10
Jungen über 3 J.	weniger als 4
pathologisch	
Jungen unter 3 J., Mädchen	über 40
Jungen über 3 J.	über 10

Spontanurin (außer Mittelstrahlurin)

normal	bis 15
pathologisch	über 40

In dieser Form nimmt die Untersuchung von unzentrifugiertem Harn in der
Fuchs-Rosenthal-Kammer nicht mehr Zeit in Anspruch als die Objektträgermethode. Der wichtigste Vorteil der Zählkammermethode ist die größere Genau-
igkeit. Abb. 10 zeigt die Ergebnisse eines Vergleichs von Objektträger- und Zählkammermethode bei jeweils gleichen Urinportionen (ZAPP u. JUNG 1963). Nach
dem Ergebnis der Zählkammermethode eindeutig pathologische Leukozytenmen-

gen wurden nicht selten mit der Objektträgermethode als normal bezeichnet. Nach dem Ergebnis aller bisher bekannt gewordenen vergleichenden Untersuchungen ist die Ursache dieser Abweichungen die Ungenauigkeit der Objektträgermethode.

Vor allem für die Untersuchung von Säuglingen ist es ein Vorteil, daß für die Zählkammermethode nur wenige Tropfen Harn benötigt werden.

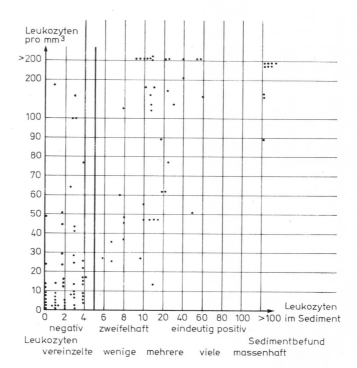

Abb. 10. Vergleich der Ergebnisse von Objektträgermethode und Zählkammermethode (unzentrifugierter Harn) bei der Beurteilung der Leukozytenmenge im Harn. Jeweils gleiche Harnportionen
(nach ZAPP u. JUNG 1963)

Wir selber untersuchen seit ungefähr 6 Jahren die Leukozytenmenge im Harn nur noch mit der Zählkammermethode. Alle Kollegen aus unserer Klinik, die sich in dieser Zeit niederließen, benutzen diese Methode und bestätigen ihre Brauchbarkeit im Praxislaboratorium.

● Die Untersuchung von unzentrifugiertem Harn in einer Zählkammer nimmt nicht mehr Zeit in Anspruch als die Objektträgermethode, ist aber erheblich genauer und kann mit einer sehr geringen Menge Urin durchgeführt werden!

Einige Untersucher zentrifugieren 10 ml Urin, pipettieren 9 ml ab, resuspendieren das Sediment in dem übrigbleibenden Harn und zählen dann die Leukozyten in einer Zählkammer. Die Ergebnisse erwiesen sich bei systematischen Vergleichen gegenüber der Untersuchung eines Tropfens Sediment zwischen Objektträger und Deckglas als genauer, gegenüber der Untersuchung von unzentrifugiertem Harn in einer Zählkammer dagegen nicht. Daher verdient unseres Erachtens die einfachere Untersuchung von unzentrifugiertem Harn in einer Zählkammer den Vorzug.

Die Leukozytenausscheidung im Urin in einer bestimmten Zeit

Die Leukozytenmenge in der Volumeinheit Urin wird durch Schwankungen des Harnzeitvolumens beeinflußt. Beispielsweise war die durchschnittliche Leukozytenmenge pro mm³ Katheterurin bei unseren Harnwegsgesunden mit Enteritis und Exsikkose signifikant größer als bei Enteritis ohne Exsikkose. Das kann bei Grenzbefunden zu Fehlbeurteilungen führen. Diese entfallen bei der Untersuchung der Leukozytenausscheidung in einer Zeiteinheit. Der Arbeitskreis »Probleme der Pyelonephritis« der Paul-Ehrlich-Gesellschaft empfiehlt eine Urinsammlung von 5.00 h bis 9.00 h morgens. Die Harnmenge und die Leukozytenmenge pro Volumeinheit Harn wird bestimmt. Aus den Ergebnissen kann die durchschnittliche Leukozytenausscheidung pro Stunde berechnet werden. Mehr als 200 000 Leukozyten pro Stunde gelten als pathologisch. Für junge Kinder, welche die Harnblase noch nicht willkürlich vollständig entleeren können, kommt diese Methode kaum in Betracht.

Beurteilung der Ergebnisse

Eine Leukozytenvermehrung im Harn ist vieldeutig. Für Harnwegsentzündungen ist sie weder obligat noch pathognomonisch. Das geht aus Abb. 11 mit unseren

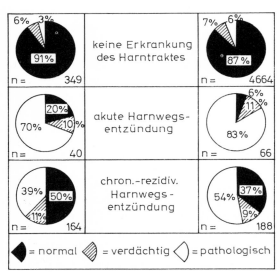

Abb. 11. Häufigkeit normaler, verdächtiger und pathologischer Leukozytenmengen/mm³ Urin bei Harnwegsgesunden und bei unbehandelten Patienten mit Harnwegsentzündung. Links Katheterurin, rechts Spontanurin

Untersuchungsergebnissen von etwa 550 Katheterurinen und knapp 4900 Spontanurinen von Gesunden und von unbehandelten Patienten mit Harnwegsentzündung hervor. Die Leukozytenmenge im Harn war bei den Patienten mit akuter Harnwegsentzündung selten, bei denen mit chronischer Harnwegsentzündung dagegen in einem erheblichen Teil der Fälle normal. Hieraus ergibt sich als Schlußfolgerung:

● Eine normale Leukozytenmenge im Harn schließt eine behandlungsbedürftige Harnwegsentzündung nicht aus!
Bakteriologische Harnuntersuchungen dürfen nicht von einer Vermehrung der Leukozytenmenge im Harn abhängig gemacht werden!

Leukozytenvermehrungen im Urin sind bei Harnwegsgesunden nur selten, können aber durch eine ganze Reihe verschiedener Krankheiten des Harntraktes verursacht sein. Wir fanden bei unseren Patienten mit akuter Glomerulonephritis oder mit nephrotischem Syndrom sowie bei Harnwegskonkrementen ohne nachweisbare Entzündung in einem beträchtlichen Teil der Fälle pathologische Leukozytenmengen im Harn. Mehr als 100 Leukozyten pro mm³ Harn kamen jedoch so gut wie ausschließlich bei bakteriellen Harnwegsentzündungen vor.

● Mehr als 100 Leukozyten pro mm³ sorgfältig gewonnenen Harns sprechen bei Patienten ohne Fluor, Vulvitis oder Balanitis so gut wie sicher für eine bakterielle Harnwegsentzündung. Geringere Leukozytenvermehrungen sind vieldeutig (bakterielle Harnwegsentzündung, Glomerulonephritis, nephrotisches Syndrom, Konkremente)!

Untersuchung auf Erythrozyten

Entgegen einer weitverbreiteten Meinung enthält der Urin auch bei Gesunden vielfach Erythrozyten. Nur der Nachweis einer *vermehrten Erythrozytenmenge* im Harn kann als pathologisch gewertet werden.

Untersuchungsmethoden

Zählkammermethode

Die Untersuchung eines Tropfens Urinsediment zwischen Objektträger und Deckglas ist für die Beurteilung der Erythrozytenmenge ebenso ungenau wie für die Beurteilung der Leukozytenmenge (S. 28). Viel kleiner ist die Fehlerbreite bei der Untersuchung von unzentrifugiertem, kräftig geschütteltem Harn in einer Zählkammer. Da der Harn für Erythrozyten ein unphysiologisches Milieu darstellt, kann es rasch zu morphologischen Veränderungen oder zur Hämolyse kommen.

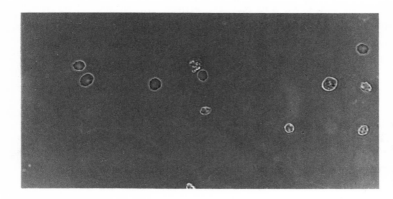

Abb. 12. Erythrozyten neben Leukozyten in der Fuchs-Rosenthal-Kammer. Unterscheidungsmerkmale im Text.

Wichtigste Kennzeichen der Erythrozyten sind ihre Doppelkontur und das Fehlen eines Zellkerns. Ihre Form kann von Fall zu Fall stark wechseln (Abb. 12).

Wir haben bei systematischen Untersuchungen die in Tab. 4 zusammengestellten Beurteilungskriterien der Erythrozytenmenge im Harn ermittelt. Dabei reicht es ebenso wie bei den Leukozyten in der Regel aus, 4 repräsentative große Quadrate einer Fuchs-Rosenthal-Kammer zu untersuchen. Weniger als 4 Erythrozyten in 4 großen Quadraten sind sicher normal, mehr als 10 sicher pathologisch. Nur bei weder normalen noch pathologischen Befunden muß die ganze Kammer untersucht werden. Ebenso wie bei den Leukozyten ist eine starre Handhabung der Beurteilungskriterien nicht sinnvoll.

Tabelle 4. Beurteilungskriterien für die Erythrozytenmenge/mm³ unzentrifugierten Urins

	Ery/mm³ Urin
normal	bis 5
verdächtig	6–10
pathologisch	über 10

Tabelle 5. Beurteilungskriterien für die Erythrozytenmenge in 4 großen Quadraten der Fuchs-Rosenthal-Kammer (unzentrifugierter Urin)

	Ery/4 gr. Quadrate
normal	bis 4
pathologisch	über 10

Chemische Methoden

Besonders in alkalischem Harn mit niedrigem spezifischem Gewicht kommt es rasch zur Hämolyse. Darum gibt auch die genaueste mikroskopische Untersuchung vielfach ein irreführendes Bild. Die seit einigen Jahren im Handel erhältlichen Teststäbchen (Heglostix) und Testtabletten (Ames Bluttest) erfassen intakte Erythrozyten und freies Hämoglobin. Wir beschränken uns auf eine Besprechung der Teststreifen, weil sie bei ungefähr gleicher Zuverlässigkeit einfacher zu handhaben sind als die Tabletten. Die Teststäbchen zum Nachweis von Erythrozyten und Hämoglobin enthalten Strontiumperoxyd, von welchem durch Hämoglobin und Erythrozytenperoxydasen Sauerstoff abgespalten wird. Dieses verbindet sich mit farblosem Tolidin zu o-Tolidinblau. Die Reaktionszone des Teststreifens wird in nicht zentrifugierten, kräftig geschüttelten Harn getaucht und sofort wieder herausgenommen. Flüssigkeitsreste müssen abgestreift werden. 30 Sekunden nach dem Eintauchen wird geprüft, ob die Reaktionszone sich blau verfärbt hat. Durch Vergleich mit einer Farbskala wird eine halbquantitative Beurteilung möglich. Durchweg fällt das Ergebnis erst von 50–100 Erythrozyten pro mm³ an positiv aus. Schon mehr als 10 Erythrozyten pro mm³ Harn sind jedoch pathologisch. Daher werden geringe pathologische Erythrozyturien mit dem Teststreifen nicht erfaßt. Weitere Nachteile bestehen darin, daß die Empfindlichkeit beim Vorhandensein von Ascorbinsäure und Tetrazyklinen herabgesetzt wird, während umgekehrt Jodide im Harn zu falsch positiven Ergebnissen führen können.

Die mikroskopische Untersuchung und der Teststreifen Heglostix stellen somit keine Alternative dar, sondern ergänzen sich. Es bedeutet keine ins Gewicht fallende zusätzliche Belastung, gleichzeitig mit der Zählung der Leukozyten immer die Erythrozyten in einer Zählkammer zu untersuchen. Wegen der Gefahr der Hämolyse empfehlen wir, bei folgenden Patienten zusätzlich mit dem Teststreifen Heglostix zu untersuchen:

Angeblich vorausgegangene Makrohämaturie;

Verdacht auf Nieren- oder Harnleiterkolik;

Kontrolluntersuchungen bei chronisch-rezidivierender Harnwegsentzündung.

●   Bei jeder Urinuntersuchung mikroskopische Bestimmung der Erythrozytenmenge! In manchen Fällen zusätzlich Streifentest mit Heglostix!

Beurteilung der Ergebnisse

Eine pathologische Erythrozytenmenge im Harn ist ein vieldeutiges Symptom. Bei Patienten mit Harnwegsentzündung ist sie nicht obligat. Nach Abb. 13 fanden wir bei unseren Patienten mit Harnwegsentzündung in ungefähr jedem 5. Katheterurin und in ungefähr jedem 6. Spontanurin eine nicht mehr als normal zu bezeichnende Erythrozytenmenge. Bei Patienten mit akuter unbehandelter Harnwegsentzündung und vermehrter Erythrozytenmenge im Harn bestand immer auch gleichzeitig eine Leukozyturie. Dagegen kam es bei Patienten mit chronischer Harnwegsentzündung vor, daß die Leukozytenzahl im Urin normal war, die Erythrozytenmenge dagegen pathologisch. Sehr viele Patienten mit Harn-

Erythrozyten

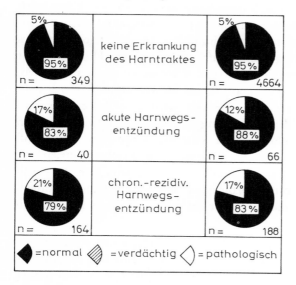

Abb. 13. Häufigkeit normaler und pathologischer oder verdächtiger Erythrozytenmengen/mm³ Urin bei Harnwegsgesunden und bei unbehandelten Patienten mit Harnwegsentzündung. Links Katheterurin, rechts Spontanurin

wegsentzündung und Erythrozyturie haben Konkremente oder Anomalien, welche möglichst rasch operativ behandelt werden müssen.

Eine Erythrozytenvermehrung im Harn ist nicht für eine bakterielle Harnwegsentzündung pathognomonisch. Sie ist vielmehr auch eines der Kardinalsymptome der Glomerulonephritis und findet sich fast regelmäßig bei Harnwegskonkrementen, selbst wenn keine zusätzliche bakterielle Entzündung besteht. Zur Klärung der Ursache einer Erythrozyturie sind folgende Untersuchungen erforderlich:

Mehrmalige Wiederholung der Harnuntersuchung, vor allem der bakteriologischen Harnuntersuchung;
Harnuntersuchung auf Zylinder;
Ausscheidungsurographie;
Untersuchung der Nierenfunktion;
Gerinnungsstatus.

● Eine normale Erythrozytenmenge im Harn schließt eine Erkrankung des Harntraktes nicht aus, auch nicht eine Harnwegsentzündung!
Eine Erythrozythenvermehrung im Harn ist vieldeutig!
Klärung der Ursache durch weitere Untersuchungen!

Untersuchung auf Bakterien

Bakteriologische Untersuchungen sind der wichtigste und gleichzeitig auch schwierigste Bestandteil der Harndiagnostik von Harnwegsentzündungen. Bisher überläßt sie der Hausarzt meist Speziallaboratorien. Während des Transportes kann bei normaler Temperatur eine erhebliche Bakterienvermehrung stattfinden, welche eine Unterscheidung zwischen Harnwegsentzündung und Harnverunreinigung und bei Vorhandensein mehrerer Keimarten die Isolierung des jeweiligen Erregers unmöglich macht. Diese Schwierigkeiten können am einfachsten dadurch umgangen werden, daß der Hausarzt auch bei der bakteriologischen Harndiagnostik einen Teil der Untersuchungen selber übernimmt. Hierfür stehen Methoden zur Verfügung, die wegen des geringen Aufwandes an Hilfsmitteln und Zeit auch im Praxislaboratorium eingesetzt werden können.

Indikation

Früher wurden bakteriologische Harnuntersuchungen meist nur bei vermehrter Menge Leukozyten im Urin durchgeführt. Die vergangenen Jahre haben den Beweis dafür erbracht, daß bei einem nicht unbeträchtlichen Teil der Patienten mit Harnwegsentzündung eine Bakteriurie besteht, obschon alle anderen Urinbefunde normal ausfallen (Einzelheiten S. 42). Bakteriologische Untersuchungen müssen daher Bestandteil jeder Harnuntersuchung zur Erfassung oder Therapiekontrolle von Harnwegsentzündungen sein.

●   Die Indikation zur Durchführung bakteriologischer Harnuntersuchungen darf nicht vom Vorhandensein irgendwelcher anderer Befunde abhängig gemacht werden.

Voraussetzungen

In den Berichten über einfache, auch im Praxislaboratorium durchführbare neue bakteriologische Methoden wird nicht immer mit dem nötigen Nachdruck auf die Voraussetzungen hingewiesen, ohne welche irreführende Ergebnisse und Fehldiagnosen auch bei vorschriftsmäßiger Durchführung der Untersuchung selbst unvermeidlich sind.

Vor jeder bakteriologischen Harnuntersuchung sollte eindringlich danach gefragt werden, ob der Patient in den letzten Tagen antibakteriell behandelt wurde; während einer derartigen Behandlung fallen bakteriologische Untersuchungen auch bei Patienten mit Harnwegsentzündung meist normal aus.

Seit der letzten Blasenentleerung soll möglichst viel Zeit vergangen sein. Bei Patienten mit Harnwegsentzündung, welche nachts trocken sind, fallen die bakteriologischen Befunde im ersten Morgenurin am zuverlässigsten pathologisch aus.

Vor der Gewinnung von Spontanurin für bakteriologische Untersuchungen muß die Umgebung der äußeren Harnröhrenmündung so sorgfältig gesäubert werden wie vor einem Blasenkatheterismus. Bei jungen Kindern mit Enteritis, welche die Blase noch nicht auf Anordnung entleeren, sollte die Säuberung bis zur Miktion möglichst nach jeder Stunde wiederholt werden, bei Kindern ohne Enteritis nach 4 Stunden.

Es darf kein Desinfektionsmittel in den Harn gelangen. Für die Säuberung des äußeren Genitales ist die Benutzung eines Desinfektionsmittels nur unter der Bedingung erlaubt, daß alle Reste vor der Miktion sorgfältig entfernt werden. Die zum Auffangen des Urins benutzten Gefäße müssen steril sein, dürfen aber kein Desinfektionsmittel enthalten.

Beim Blasenkatheterismus dürfen die ersten abfließenden ml Harn nicht für die bakteriologische Untersuchung verwendet werden.

Für bakteriologische Untersuchungen bestimmter Urin, der nicht durch suprapubische Blasenpunktion gewonnen wurde, muß entweder sofort untersucht oder sofort auf 4 °C abgekühlt werden.

Untersuchungsmethoden

Wir beschränken uns hier darauf, aus der großen Zahl der zur Verfügung stehenden Methoden diejenigen zu besprechen, die wir aufgrund eigener Erfahrungen für die Harndiagnostik im Praxislaboratorium empfehlen können.

Orientierende Suchmethoden

Eine ausreichend zuverlässige Orientierung über die Bakterienmenge im Harn gelingt meist schon mit der einfachen *mikroskopischen Untersuchung*. Nach unseren Erfahrungen ist die Untersuchung von unzentrifugiertem Harn in einer Zählkammer besonders empfehlenswert; dabei kann in einem Arbeitsgang die Menge der Leukozyten, Erythrozyten und stäbchenförmigen Bakterien gleichzeitig beurteilt werden (Abb. 14). Wir benutzen die Fuchs-Rosenthal-Zählkammer und füllen sie mit Hilfe einer sterilen Pipette mit kräftig geschütteltem Urin. Kokken können nicht zuverlässig von Salzen unterschieden werden, sind jedoch nur selten die Erreger einer Harnwegsentzündung. Während einer Aufbewahrung im Kühlschrank fallen häufig so große Mengen Salze aus, daß bei der mikroskopischen Untersuchung keinerlei Einzelheiten mehr zu erkennen sind. Darum empfehlen wir die Untersuchung von nicht abgekühltem, frischem Harn. Am empfehlenswertesten ist eine ungefähr 800fache Vergrößerung.

Die mikroskopische Beurteilung der Bakterienmenge erlaubt lediglich eine Aussortierung der Urine mit sicher normalen Befunden, bei denen aufwendigere und genauere Verfahren in der Regel nicht erforderlich sind. Bei der Untersuchung von Spontanurin einschließlich Mittelstrahlharn sind weniger als 2 stäbchenförmige Bakterien in jedem großen Quadrat der Zählkammer unverdächtig. In nach diesen Kriterien nicht unverdächtigem Spontanurin sollte die Bakterienmenge mit genaueren Verfahren untersucht werden, in Punktions- und Katheterurin in jedem Falle (S. 39).

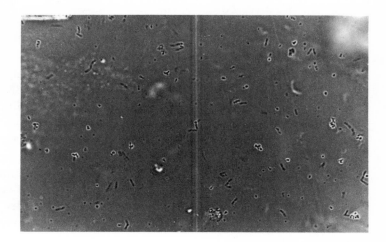

Abb. 14. Stäbchen-
förmige Bakterien in
der Fuchs-Rosenthal-
Kammer

Die mikroskopische Erkennung stäbchenförmiger Bakterien im Harn erfordert weniger Übung als beispielsweise die Differenzierung eines Blutbildes.

Die Untersuchung getrockneter und gefärbter Urinausstriche ist nach unseren vergleichenden Untersuchungen nicht genauer, aber mit größeren Umständen verbunden als die Untersuchung in der Zählkammer.

Von den verschiedenen *chemischen Farbreaktionen* zum Nachweis einer vermehrten Menge stoffwechselaktiver Bakterien im Harn ist nach unseren Erfahrungen die Nitritprobe noch am empfehlenswertesten. Farblose Sulfanilsäure wird in saurem Milieu bei Nitritkonzentrationen von etwa 0,001 mg/ml an in einen intensiv roten Azofarbstoff umgewandelt. Der Harn gesunder Menschen enthält nur eine geringere Menge Nitrit. Daher fällt die Nitritprobe im Urin Gesunder negativ aus. Stoffwechselaktive Bakterien reduzieren die im Harn normalerweise vorhandenen Nitrate zu Nitriten. Diese Fähigkeit besitzen alle als Erreger einer Harnwegsentzündung infrage kommenden Keimarten mit Ausnahme der Enterokokken. Gramnegative Keime sind bessere Nitritbildner als grampositive. Dennoch ist die weitverbreitete Vorstellung falsch, die Nitritprobe sei ein spezifischer »Coli-Test«.

Die Nitritprobe kann mit flüssigen oder pulverförmigen Reagenzien, mit Testtabletten und dem Teststreifen Niturtest durchgeführt werden. Die Zuverlässigkeit dieser verschiedenen Modifikationen weist keine Unterschiede auf. Die Untersuchung mit Niturtest ist jedoch weitaus am einfachsten. Der Teststreifen wird in den Urin getaucht. Die Probe ist positiv, wenn sich in wenigen Sekunden eine rote oder rosa Verfärbung gebildet hat.

Eine positive Nitritprobe ist so gut wie beweisend für eine pathologische Bakterienmenge. Umgekehrt fällt die Untersuchung beispielsweise bei mehr als 100 000 Keimen pro ml Harn nur in etwas mehr als 50% der Fälle positiv aus. Darum schließt ein negativer Niturtest eine pathologische Menge Bakterien nicht aus. Negative Ergebnisse bei großer Bakterienmenge können auf einer geringen Nitratkonzentration im Urin beruhen. Außerdem scheint die Zeit eine Rolle zu spielen, welche den Bakterien zur Umwandlung von Nitraten in Nitrite zur Verfügung steht. Um diese beiden Fehlerquellen auszuschalten, kann man pro ml Harn 2 Tropfen einer sterilen 5%igen Kalium-Nitratlösung zusetzen, anschließend 6 Std. lang bei 37 °C inkubieren und dann den Niturtest durchführen. Nach unseren Erfahrungen fällt die Untersuchung nach einer derartigen Vorbehandlung bei ungefähr 90% der Urine mit mehr als 100 000 Bakterien pro ml Harn positiv aus. Daher ist der Niturtest in dieser Form zur orientierenden Beurteilung der Bakterienmenge in Spontanurin geeignet, während er für Katheter- und Punktionsurin zu unempfindlich ist. Bei Enterokokken versagt er. Auch für Untersuchungen mit der Nitritprobe ist nur frischer oder abgekühlter Urin brauchbar.

● Ein positiver Niturtest beweist eine pathologische Bakterienmenge im Harn. Ein negativer Niturtest spricht nur nach Zugabe von Kalium-Nitrat und 6 Std. langer Inkubation des Harns mit überwiegender Wahrscheinlichkeit gegen eine pathologische Bakterienmenge. Bei positivem Niturtest ist eine Untersuchung der Bakterienmenge mit genaueren Methoden unentbehrlich (S. 39).

Auch der *TTC-Test* ist eine Farbreaktion zum Nachweis einer vermehrten Menge stoffwechselaktiver Bakterien im Urin. Er kann durchgeführt werden mit flüssigen Reagenzien, Testtabletten und Teströhrchen mit pulverförmigen Reagenzien. Nach unseren Erfahrungen sind die verschiedenen Modifikationen des TTC-Testes nicht zuverlässiger als der Niturtest, der Aufwand jedoch größer. Darum verzichten wir auf eine eingehendere Besprechung.

Bei einem *Vergleich von Mikroskopie und Niturtest* erwies sich unter der Voraussetzung ausreichender Übung die mikroskopische Untersuchung als zuverlässiger und einfacher. Darum halten wir die mikroskopische Untersuchung von unzentrifugiertem Harn in einer Zählkammer für das empfehlenswerteste Verfahren zur Orientierung über die Bakterienmenge im Praxislaboratorium. Ärzten, die wegen geringer Übung vor einer mikroskopischen Untersuchung zurückschrecken, empfehlen wir den Niturtest in folgender Form: Zuerst wird der Niturtest in unvorbereitetem Urin durchgeführt. Bei negativem Ergebnis wird der Urin in der oben beschriebenen Weise vorbehandelt und der Niturtest wiederholt.

● Pathologische Ergebnisse bei der mikroskopischen Beurteilung der Bakterienmenge oder beim Niturtest im Harn reichen als Beweis für eine Harnwegsentzündung nicht aus. Vielmehr müssen die Befunde vor Behandlungsbeginn durch zuverlässige Verfahren überprüft werden!

Genauere Methoden

Seit einiger Zeit wird unter dem Namen *Uricult* ein auf beiden Seiten mit Nährmedien beschichteter Objektträger, der auf einfache Weise eine genaue Beurteilung der Bakterienmenge ermöglicht, in einem sterilen Plastikbehälter im Handel
angeboten (Vertrieb in Deutschland: Chemische Fabrik Dr. H. Haury, 8 München 23). Alle als Erreger einer Harnwegsentzündung in Betracht kommenden
Keime finden ausreichende Wachstumsbedingungen. Einzelheiten gehen aus
Abb. 15 hervor.

Der Deckel des Plastikröhrchens wird geöffnet, der Objektträger am agarfreien
Ende gefaßt und herausgenommen. Das mit Agar beschichtete Ende des Objekt-
trägers kann in den frisch gelassenen Urin eingetaucht oder vorsichtig mit dem
Urin übergossen werden. Auf jeder Seite des Objektträgers bleiben 0,01–0,02 ml

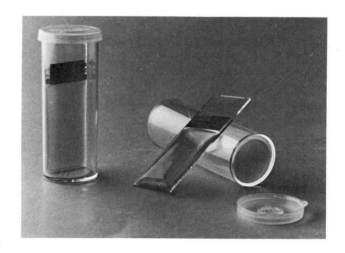

Abb. 15. Uricult. Oben: der
auf beiden Seiten agar-
beschichtete Objektträger
mit dem Plastikbehälter. Unten: mehrere verschieden
stark mit Bakterienkolonien
bewachsene Objektträger

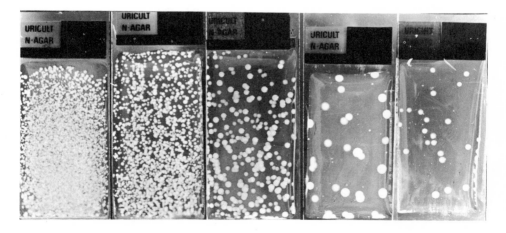

Urin mit den darin befindlichen Bakterien haften. Für die Zuverlässigkeit der Ergebnisse ist es von sehr großer Wichtigkeit, die untere Kante des mit Agar beschichteten Teils des Objektträgers anschließend mehrmals sorgfältig auf sauberem Filterpapier abzustreifen; hierbei wird überschüssiger Urin entfernt. Anschließend wird der Objektträger wieder in den Plastikbehälter gebracht und der Deckel sorgfältig verschlossen. Nach 12 bis 24 Std. Inkubation bei 37 °C haben sich mit bloßem Auge sichtbare Keimkolonien entwickelt. Ihre Zahl auf einer Seite des Objektträgers multipliziert mit 100 ergibt die Anzahl Keimkolonien pro ml Harn. Einfacher und doch ausreichend zuverlässig ist der Vergleich der bebrüteten Objektträger mit einer Skala verschieden dichter Keimkolonien, welche jeder Handelspackung beiliegt. Ärzte mit eigenem Inkubator können die Bebrütung im Praxislaboratorium vornehmen und sich selbst ein Urteil über die Bakterienmenge im Harn bilden. Bei pathologischer Bakterienmenge (Tab. 6) ist es erforderlich, den bereits bebrüteten Objektträger zur Keimidentifizierung und Empfindlichkeitsbestimmung einem bakteriologischen Laboratorium zuzuschicken. Nur bei Kontrolluntersuchungen während der Behandlung kann in der Regel auf die Konsultation des Bakteriologen verzichtet werden. Ärzte ohne eigenen Inkubator können den mit Urin benetzten Objektträger in seinem Plastikbehälter bei normaler Temperatur ins bakteriologische Laboratorium transportieren lassen.

Beurteilung der Ergebnisse

In Tab. 6 sind die Beurteilungskriterien der Bakterienmenge in Spontan- und Katheterurin wiedergegeben, die wir bei systematischen Untersuchungen gemeinsam mit dem Deutschen Rechenzentrum ermittelten. Sie sind teilweise vom Alter abhängig. Dies dürfte darauf beruhen, daß in der Windelperiode aufgrund des

Tabelle 6. Beurteilungskriterien für die
Bakterienmenge/ml Urin

	Keimkolonien/ml Katheterurin
normal	bis 10^3
verdächtig	
Kinder unter 3 J.	$10^3-5\times10^4$
Kinder über 3 J.	$10^3-5\times10^3$
pathologisch	
Kinder unter 3 J.	über 5×10^4
Kinder über 3 J.	über 5×10^3
	Keimkolonien/ml Spontanurin
normal	bis 10^4
verdächtig	10^4-10^5
pathologisch	über 10^5

engen Kontaktes mit Stuhl die Urethra bei Jungen und Mädchen besonders stark von Bakterien besiedelt ist. Die angegebenen Kriterien dürfen nur als grobe Orientierungswerte und nicht als starre Grenzen betrachtet werden. Es kommt niemals auf die genaue Zahl, sondern immer nur auf ihre Größenordnung an. Bei den meisten Patienten mit unbehandelter Harnwegsentzündung beträgt die Bakterienmenge im Harn 10^6/ml und mehr. Werte knapp über der Grenze zwischen verdächtigen und pathologischen Befunden (Tab. 6) und unter 10^6/ml müssen daher mit besonderer Zurückhaltung interpretiert werden. Bevor man auf sie hin die Diagnose Harnwegsentzündung stellt, sollte man Kontrolluntersuchungen durchführen.

Durch perkutane Blasenpunktion gewonnener Harn ist beim Gesunden bakterienfrei; darum spricht der Nachweis von Keimen in Punktionsurin für eine Harnwegsentzündung, auch schon bei sehr geringer Bakterienmenge.

Eine für die jeweilige Form der Harngewinnung pathologische Bakterienmenge bei einer einzigen Untersuchung ist noch kein absoluter Beweis für eine Harnwegsentzündung. Die Untersuchung sollte in Zweifelsfällen wiederholt werden, nach Möglichkeit in Mittelstrahlurin, sonst in Katheter- oder Punktionsurin.

Leider fallen bakteriologische Untersuchungen bei einem Teil der unbehandelten Kinder mit akuter oder chronisch-rezidivierender Harnwegsentzündung unauffällig aus. Unsere eigenen Erfahrungen sind in Abb. 16 dargestellt. Bei Kindern mit akuter Harnwegsentzündung fiel die bakteriologische Untersuchung in jedem 10. Urin normal aus, bei Kindern mit chronischer Harnwegsentzündung sogar

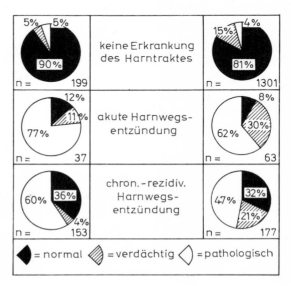

Abb. 16. Häufigkeit normaler, verdächtiger und pathologischer Bakterienmengen/ml Urin bei Harnwegsgesunden und bei unbehandelten Patienten mit Harnwegsentzündung. Links Katheterurin, rechts Spontanurin

in jedem 3. Eine Anzahl Patienten mit chronischer Harnwegsentzündung mußten wir eine Woche lang täglich untersuchen, bis uns der Nachweis einer pathologischen Bakterienmenge gelang. Die suprapubische Blasenpunktion schaltet diese Schwierigkeit nicht aus, weil auch bei ihr der Urin bei einem Teil der unbehandelten Kinder mit Harnwegsentzündung steril bleibt.

● Bakteriologische Befunde, die bei der jeweiligen Form der Harngewinnung als pathologisch bezeichnet werden können, sind bei Harnwegsentzündungen nicht obligat.

Kombination der Untersuchungen auf Leukozyten, Erythrozyten und Bakterien

Die zuverlässigste Methode der Harndiagnostik ist die Kombination der Untersuchungen auf Leukozyten, Erythrozyten und Bakterien. Jedes einzelne dieser Verfahren fällt bei einem Teil der Patienten mit Harnwegsentzündung normal aus, besonders bei der chronisch-rezidivierenden Verlaufsform. Die Treffsicherheit wird jedoch erheblich verbessert, wenn bei jeder Harnuntersuchung alle 3 Methoden eingesetzt werden.

Leukozyten, Erythrozyten und Bakterien vermehrt

Eine Vermehrung sowohl der Leukozyten als auch der Erythrozyten und Bakterien gilt als klassischer Harnbefund bei der Harnwegsentzündung und ist für diese Krankheit pathognomonisch, wenn auch nicht obligat.

Isolierte Bakterienvermehrung (isolierte Bakteriurie)

Eine vermehrte Bakterienmenge bei mehrmaliger Untersuchung muß auch bei normaler Leukozyten- und Erythrozytenmenge als Beweis für eine behandlungsbedürftige Harnwegsentzündung gewertet werden. Nach pathologisch-anatomischen Untersuchungen kann bei Erwachsenen mit isolierter Bakteriurie eine progrediente Pyelonephritis bestehen. Wenn hierfür bisher auch noch keine Beweise vorliegen, so muß doch angenommen werden, daß das gleiche für Kinder gilt. Wir untersuchten von 179 Kindern mit Harnwegsentzündung vor Behandlungsbeginn innerhalb von 3 Tagen mindestens 3 verschiedene Urine; bei 5 Kindern ergaben alle Harnuntersuchungen eine isolierte Bakteriurie, bei weiteren 48 Kindern ein Teil der Untersuchungen. Nach diesen Befunden entgeht ein nicht unbeträchtlicher Teil aller Harnwegsentzündungen dem Nachweis, wenn man aufgrund einer normalen Leukozyten- und Erythrozytenmenge auf die bakteriologische Untersuchung verzichtet.

● Die Indikation zur Untersuchung der Bakterienmenge im Harn darf nicht von der Leukozyten- oder Erythrozytenmenge abhängig gemacht werden!

Isolierte Leukozytenvermehrung (isolierte Leukozyturie)

Wenn bei jeder Urinuntersuchung die Bakterienmenge bestimmt werden muß, erhebt sich die Frage, ob man auf die Untersuchung der Leukozytenmenge verzichten kann. Diese Frage muß nach unseren Erfahrungen verneint werden. Von unseren 179 Patienten mit Harnwegsentzündung hatten 46 in einem Teil der vor Behandlungsbeginn untersuchten Urine eine isolierte Leukozyturie; meistens handelte es sich um eine chronisch-rezidivierende Krankheit. Wegen dieses vieldeutigen Symptoms wiederholten wir die Harnuntersuchung und fanden dabei die für eine Harnwegsentzündung pathognomonische Vermehrung der Bakterienmenge.

Für die Diagnostik besonders wichtig ist eine isolierte Leukozyturie bei Patienten mit unerkannter Harnwegsentzündung, die ohne vorausgegangene Harnuntersuchungen unter der Annahme beispielsweise eines Infektes der Luftwege mit Antibiotika anbehandelt wurden. Wenn das verabreichte Antibiotikum gegen den Erreger der Harnwegsentzündung gut wirksam ist, normalisiert sich die Bakterienmenge im Harn innerhalb von 1–2 Tagen. Dagegen bleibt meistens noch für einige weitere Tage eine erhebliche Leukozyturie bestehen. Sie erweckt den Verdacht auf eine anbehandelte Harnwegsentzündung. Nach Absetzen des Antibiotikums erfaßt man in den folgenden Tagen die pathognomonische Bakteriurie. Wir selber haben in den letzten Jahren bei mehreren mit Antibiotika anbehandelten Patienten auf diese Weise eine Harnwegsentzündung entdeckt, die ohne Nachweis der isolierten Leukozyturie wahrscheinlich übersehen worden wäre.

●   Bei isolierter Leukozyturie sind zur Klärung der Diagnose weitere Harnuntersuchungen erforderlich! Bei ohne vorausgegangene Harnuntersuchung mit Antibiotika anbehandelten Patienten muß das Antibiotikum abgesetzt und der Harn mehrere Tage später wiederholt untersucht werden.

Isolierte Erythrozytenvermehrung (isolierte Erythrozyturie)

Eine Vermehrung der Erythrozytenmenge im Harn bei normaler Leukozyten- und Bakterienmenge ist ein vieldeutiges Symptom. Zu den als Ursache in Betracht kommenden Krankheiten gehört auch die Harnwegsentzündung. Unsere Patienten mit Harnwegsentzündung und isolierter Erythrozyturie hatten alle eine chronisch-rezidivierende Verlaufsform dieser Krankheit. Bei allen fanden wir Konkremente oder Destruktionen des Nierenparenchyms.

●   Zur Klärung der Ursache einer isolierten Erythrozyturie sind wiederholte Harnuntersuchungen und Röntgenuntersuchungen des oberen und unteren Harntraktes erforderlich; besonders wichtig sind sorgfältige Harnuntersuchungen auf Zylinder und Nierenfunktionsprüfungen!

Untersuchung auf Zylinder

Zylinder im Urin können aufgrund ihrer Form nur aus den Harnkanälchen stammen. Die diagnostische Bedeutung der verschiedenen Zylinderarten weist große Unterschiede auf. Hyaline und granulierte Zylinder ohne Einlagerung von Zellen kommen auch bei Nierengesunden vor. Wenn sie jedoch in großer Menge nachzuweisen sind, besteht meist eine Nierenerkrankung. Dagegen sind Zylinder mit mehreren eingelagerten Leukozyten, Erythrozyten oder Epithelzellen unabhängig von ihrer Menge ein schwerwiegender Hinweis auf eine Erkrankung des Nierenparenchyms. Besonders viele Zylinder der verschiedenen Arten findet man beispielsweise bei der akuten diffusen Glomerulonephritis.

Leukozytenzylinder

Die größte Bedeutung für die Diagnostik von Harnwegsentzündungen haben Leukozytenzylinder. Ihr Gehalt an Leukozyten spricht für eine Entzündung im Nierenparenchym.

Untersuchungsgang

Der Harn muß möglichst frisch untersucht werden, da Zylinder sich nach einiger Zeit auflösen können, vor allem in alkalischem Milieu. Die Zylinder müssen durch scharfe seitliche Konturen eindeutig von zufällig zylinderähnlich geformten Konglomeraten zu unterscheiden sein. Von Leukozytenzylindern darf nur gesprochen werden, wenn sicher als Leukozyten erkennbare Zellen den Zylindern eingelagert sind (Abb. 17). Weil für die Diagnose Pyelonephritis nicht die Menge, sondern nur das Vorhandensein von Leukozytenzylindern bedeutsam ist, empfehlen wir die Untersuchung im Harnsediment. Färbungen mit Hilfe der Peroxydasereaktion erleichtern die Übersicht und die sichere Erkennung.

Peroxydasereaktion nach Kaye

Hierfür werden folgende 3 Lösungen benötigt:

Lösung A:	Kupferazetat	0,2 %
	Salpetersäure	0,054 %
	Dextrose	5,0 %
Lösung B:	Benzidinhydrochlorid	0,2 %
Lösung C:	Wasserstoffsuperoxyd	1,446 %
	Harnstoff	2,54 %
	8-Hydroxychinolin	0,1 %
	Auflösen in wasserfreiem Glyzerin.	

Die Reagenzien können bei den Asta-Werken (Brackwede) bezogen, aber auch in jeder Apotheke hergestellt werden.

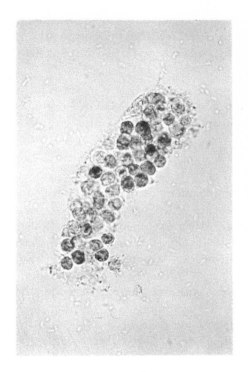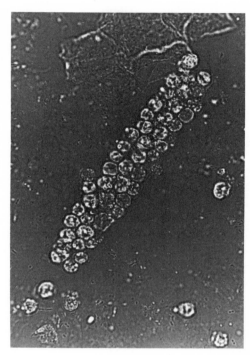

Abb. 17. Leukozytenzylinder

1 Tropfen der Lösung A wird zu sorgfältig dekantiertem Sediment von frischem Urin gegeben und geschüttelt. Vier Minuten lang einwirken lassen. Inzwischen 1–2 Tropfen der Lösung C zu 5 ml der Lösung B geben. 1 Tropfen der Mischung der Lösungen B und C wird zu dem mit der Lösung A anbehandelten Sediment gegeben. Segmentkernige Leukozyten färben sich grün-blau, alle anderen Bestandteile des Harns bleiben farblos.

Peroxydasereaktion nach Prescott *u.* Brodie

Es werden folgende 2 Reagenzien benötigt:

Lösung A: 2:7	Diaminofluoren	0,3
	Phloxin B	0,13
	warmer Äthylalkohol 95%	70,0
Lösung B:	Natriumazetat	11,0
	Essigsäure 0,5%	20,0
	Wasserstoffsuperoxyd 3%	1,0

Beide Lösungen mischen, 48 Stunden stehen lassen, filtrieren. Aufbewahrung in dunkler Flasche. Haltbarkeit viele Monate. Zwischendurch ungefähr alle 14 Tage erneut filtrieren. Zu 0,5 ml Urinsediment 3 Tropfen der Mischung der Lösungen A + B geben. Kräftig schütteln. 2 Minuten einwirken lassen. Leukozyten färben sich dunkelblau bis schwarz an, alle anderen Zellen rot oder rosa.

Bei ausreichender Übung ist die Untersuchung auch in ungefärbtem Urinsediment ausreichend zuverlässig. 1 Tropfen vom gefärbten Urinsediment wird auf einen Objektträger gebracht, mit einem Deckgläschen bedeckt und bei ungefähr 400facher Vergrößerung untersucht.

Die Untersuchung nur weniger Gesichtsfelder reicht nicht aus. Wir bezeichnen die Untersuchung erst als ergebnislos, wenn wir in mehreren Objektträgerpräparaten keinen Leukozytenzylinder gefunden haben.

Beurteilung der Ergebnisse

Bisher herrscht keine Einigkeit über die differentialdiagnostische Bedeutung von Leukozytenzylindern im Urin. Einige Untersucher sehen in jedem Leukozytenzylinder den Beweis für eine behandlungsbedürftige Pyelonephritis. Wir selber fanden beispielsweise bei fast allen in den letzten Jahren beobachteten Kindern mit akuter diffuser Glomerulonephritis, chronischer Glomerulonephritis und generalisiertem Lupus erythematodes Leukozytenzylinder, ohne daß nach klinischen und bakteriologischen Befunden Hinweise auf eine zusätzliche bakterielle Harnwegsentzündung bestanden. Die einzigen bisher publizierten histologischen Untersuchungen bei Patienten mit Leukozytenzylindern im Harn ohne mit den üblichen Methoden nachweisbare Harnwegsentzündung wurden bei Erwachsenen durchgeführt, meist bei Patienten mit schwerer Niereninsuffizienz. Die histologischen Befunde sprachen in allen diesen Fällen für eine Kombination von Glomerulonephritis und Pyelonephritis. Die bei erwachsenen Patienten mit schwerer Niereninsuffizienz erhobenen Befunde können jedoch nicht auf Kinder und Jugendliche mit weitgehend intakter Nierenfunktion übertragen werden. Bei Kindern und Jugendlichen mit den verschiedenen Formen der Nephritis stellen Leukozytenzylinder im Harn nach unseren Erfahrungen keinen Beweis für eine zusätzliche behandlungsbedürftige Pyelonephritis dar, solange keine vermehrte Menge pathogener Keime im Urin nachgewiesen ist. Bei allen Patienten mit pathologischer Bakterienmenge im Harn dagegen sind Leukozytenzylinder ein sehr schwerwiegender Hinweis auf eine Pyelonephritis; wir empfehlen, bei ihnen solange eine Pyelonephritis zu vermuten und entsprechend zu behandeln, bis das Gegenteil bewiesen ist.

Die Untersuchung auf Zylinder kann in Urin durchgeführt werden, der ohne besondere Säuberung gewonnen wurde.

Leukozytenzylinder im Harn scheinen bei entzündlichen Prozessen im Nierenparenchym schon im Frühstadium aufzutreten. Sie können schon bei Erkrankung nur eines Teils des gesamten Nierengewebes nachgewiesen werden. Hierin liegt ein wichtiger Vorteil z. B. gegenüber röntgenologischen Untersuchungen, die nur größere Destruktionen erfassen und gegenüber Nierenfunktionsprüfungen, die bei Befall nur eines Teils des Nierenparenchyms vielfach normal ausfallen.

Wertlose Untersuchungsmethoden

Nicht nur unter den hergebrachten, auch unter den erst in den letzten Jahren entwickelten Methoden finden sich Verfahren, die wir nach unseren Erfahrungen nicht empfehlen können.

Salze

Abgesehen von sehr seltenen Stoffwechselanomalien ergeben sich aus der mikroskopischen Untersuchung von Harnsalzen keine diagnostischen oder therapeutischen Konsequenzen.

Epithelzellen

Eine Vermehrung von Tubulusepithelzellen im Harn ist ein wichtiger Hinweis auf eine Erkrankung des Nierenparenchyms. Die Unterscheidung von Epithelzellen aus den Tubuli und aus anderen Abschnitten des Harntraktes ist aber vielfach außerordentlich schwierig. Unter den Arbeitsbedingungen des Hausarztes gelingt diese Unterscheidung nicht. Alle anderen Epithelzellen im Harn haben keine nennenswerte Bedeutung für die Diagnostik von Harnwegsentzündungen.

Sternheimer-Malbin-Zellen

STERNHEIMER u. MALBIN beschrieben 1949 eine Färbung, die sich auf die Leukozyten im Harn unterschiedlich auswirkt. Zahlreiche Autoren haben den Standpunkt vertreten, mit dieser Differentialfärbung könne zwischen Leukozyten aus dem Nierenparenchym und aus anderen Abschnitten des Harntraktes unterschieden werden. Diese Angabe trifft jedoch nicht zu. Die Färbung der Leukozyten im Harn nach Sternheimer-Malbin ermöglicht keine ausreichend zuverlässige Unterscheidung zwischen Pyelonephritis und anderen Formen der Harnwegsentzündung. Sie bringt keinen diagnostischen Gewinn gegenüber der viel einfacheren Zählung ungefärbter Leukozyten in einer Zählkammer.

Mehrmalige Untersuchungen

Auch wenn man die Beurteilung der Leukozyten-, Erythrozyten- und Bakterienmenge miteinander kombiniert, schließt das normale Ergebnis dieser Untersuchungen in einer einzigen Urinprobe eine Harnwegsentzündung nicht aus. Bei unseren nach den Angaben der Eltern unbehandelten Patienten mit chronisch-rezidivierender Harnwegsentzündung fiel die erste Harnuntersuchung fast in jedem 3. Fall normal aus (Abb. 18). Sogar bei Patienten mit akuter Harnwegsentzündung stellten

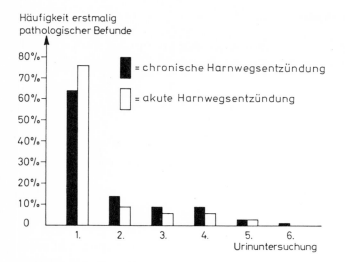

Abb. 18. Häufigkeit erstmalig pathologischer Befunde bei aufeinanderfolgenden Urinuntersuchungen angeblich unbehandelter Kinder mit Harnwegsentzündung

sich die pathologischen Harnbefunde in manchen Fällen erst einige Tage nach einem durch klinische Symptome eindeutig markierten Krankheitsbeginn ein. Es muß zwar angenommen werden, daß bei einem Teil dieser Kinder entgegen den Angaben der Eltern vor der Einweisung in die Klinik Antibiotika verabreicht wurden. Dennoch möchten wir aus unseren Beobachtungen die Forderung ableiten, beim Verdacht auf eine Harnwegsentzündung Urinuntersuchungen mit normalen Ergebnissen zu wiederholen, unter Umständen mehrmals. Bei einem unserer Patienten mit akutem Schub einer chronisch-rezidivierenden Harnwegsentzündung fiel erst die 6. Harnuntersuchung pathologisch aus. Es muß angenommen werden, daß manche bakteriell entzündlichen Herde im Nierenparenchym nur zeitweise Anschluß an die ableitenden Harnwege gewinnen.

Sonstige Laboruntersuchungen

Eine Reihe einfacher Laboruntersuchungen zur Bereicherung der Diagnostik von Harnwegsentzündungen kann auch im Laboratorium des Hausarztes durchgeführt werden.

Blutbild

In akuten Phasen einer Harnwegsentzündung findet man in der Regel eine Leukozytose mit Linksverschiebung. Ein normales weißes Blutbild schließt jedoch eine behandlungsbedürftige Harnwegsentzündung nicht aus.

Eine Anämie entwickelt sich nur selten ausschließlich als Folge einer Harnwegsentzündung. Sie muß bei chronisch rezidivierender Harnwegsentzündung als

Hinweis auf eine Niereninsuffizienz aufgefaßt werden; oft besteht eine schwere Fehlbildung des Harntraktes. Darum sind bei Patienten mit Harnwegsentzündung und deutlicher Anämie röntgenologische Untersuchungen der Harnwege und eingehende Untersuchungen der Nierenfunktion besonders notwendig.

Blutkörperchensenkung (BKS)

Zu den Krankheiten, nach denen man bei Patienten mit beschleunigter BKS suchen muß, gehört u. a. die Harnwegsentzündung. Akute Harnwegsentzündungen sind so gut wie immer von einer Beschleunigung der BKS begleitet. Eine normale BKS schließt jedoch eine behandlungsbedürftige chronische oder chronisch-rezidivierende Harnwegsentzündung nicht aus.

Harnpflichtige Stoffe im Blut

Für eine orientierende Untersuchung auf harnpflichtige Stoffe im Blut stehen mehrere einfache Methoden zur Verfügung. Am empfehlenswertesten scheinen uns Azostix-Teststreifen zu sein.

Wichtigste Bestandteile des Teststreifens sind Urease und ein Indikator. Harnstoff wird durch Urease gespalten. Dabei entsteht Ammoniak, welches in wäßriger Lösung Ammoniumhydroxyd bildet. Dieses erhöht den pH-Wert und führt zu einer Farbänderung des Indikators von gelb über schwach grün nach grün-blau.

Die Untersuchung kann mit Kapillarblut ohne Zusätze durchgeführt werden. 60 Sekunden nach dem Auftragen auf den Teststreifen wird das Blut mit Wasser sorgfältig abgespült und mit einer Farbskala verglichen. Bei gewöhnlicher Ernährung sind bis zu 24 mg% Harnstoff-N im Blut normal. Bei pathologischem Ergebnis empfehlen wir eine Wiederholung der Untersuchung. Wenn hierbei das pathologische Ergebnis bestätigt wird, sollte der Patient in eine Klinik eingewiesen werden.

Zusammenarbeit mit Spezialisten

Bei kaum einer anderen Krankheit ist die Zusammenarbeit zwischen Hausarzt und Spezialisten in der Diagnostik so wichtig wie bei Harnwegsentzündungen. Einen beträchtlichen Teil der notwendigen Untersuchungen kann der Hausarzt selbst durchführen. Für die als Voraussetzung eines individuellen Therapieplans notwendige genaue Kennzeichnung der im Einzelfall vorliegenden Krankheitsart muß jedoch in vielen Fällen ein Bakteriologe, Röntgenologe oder Urologe hinzugezogen werden. Der Hausarzt hat die Aufgabe, die notwendigen Spezialuntersuchungen zu veranlassen und die Ergebnisse in das Gesamtbild der Krankheit einzuordnen, damit eine angemessene Behandlung ermöglicht wird.

Der Bakteriologe

Untersuchung der Bakterienmenge

Hausärzte ohne eigenen Inkubator sollten den mit Urin benetzten *Uricult*-Objektträger zur Bebrütung und Koloniezählung ins bakteriologische Laboratorium schicken. Einzelheiten sind auf S. 39 angegeben. Für Keimidentifizierung und Empfindlichkeitsbestimmung kann es ein Vorteil sein, wenn in einem getrennten Behälter Urin des Patienten mitgeschickt wird. In dieser Frage ist eine Absprache mit dem zuständigen Laboratorium ratsam.

Bakteriologische Laboratorien können die Bakterienmenge im Harn mit besonders genauen, für den Hausarzt jedoch zu aufwendigen Methoden untersuchen.

Bei der *Gußplattenmethode* wird der Harn in einer geometrischen Reihe verdünnt und in sterilen Petrischalen mit einem ungefähr 60° C warmen und bei dieser Temperatur flüssigen Nährmedium gemischt. Anschließend erfolgt bei 37° C eine 24 oder 48 Stunden lange Bebrütung. Hierbei erstarrt das Nährmedium. Während der Bebrütung entwickeln sich aus einzelnen Keimen und nahe zusammenliegenden Keimgruppen makroskopisch sichtbare Kolonien. Diese werden gezählt. Aufgrund der jeweiligen Harnverdünnung kann die Keimkoloniemenge pro ml Harn berechnet werden. Mit dieser Methode wurden die in Tab. 6 zusammengestellten Beurteilungskriterien der Bakterienmenge im Harn ermittelt (S. 40). Für eine Keimidentifizierung ist das Verfahren ungeeignet.

Die meisten bakteriologischen Laboratorien verwenden *Oberflächenkulturen*. In einem ersten Arbeitsgang wird eine bestimmte Menge Harn auf die Oberfläche eines festen Nährmediums übertragen; das kann beispielsweise mit einer Öse oder einer Pipette geschehen. In einem zweiten Arbeitsgang wird der Urin durch Ausstreichen, Ausspateln oder Schwenken möglichst gleichmäßig auf der Oberfläche des Nährbodens verteilt. Nach einer Bebrütung von 24 oder 48 Stunden kann die Menge der Bakterienkolonien festgestellt werden.

In einem beträchtlichen Teil der Urine mit pathologischer Bakterienmenge findet man mehrere Keimspezies. In solchen Fällen muß festgestellt werden, ob alle gefundenen Bakterienarten ursächlich am Zustandekommen der Entzündung beteiligt sind oder ob es sich bei einigen von ihnen eher um eine Verunreinigung handelt. Diese Unterscheidung kann auf verschiedene Weise angestrebt werden. ZAPP (1958) empfahl, Kulturen von drei unabhängig voneinander gewonnenen Urinproben des gleichen Patienten zu untersuchen. Nur konstant nachweisbare Keimarten dürfen nach seiner Meinung als Erreger der Harnwegsentzündung angesehen werden. Empfehlenswerter scheint uns eine *Differentialkeimzählung* zu sein. Hierbei werden von der gleichen Urinprobe Oberflächenkulturen auf verschiedenen Nährböden angelegt. Durch Vergleich der Ergebnisse auf den verschiedenen Nährmedien kann die Menge der verschiedenen Keimarten pro Volumeinheit Harn ermittelt und zwischen den Erregern einer Entzündung und Kontaminanten unterschieden werden.

Der Wichtigkeit halber müssen wir hier noch einmal mit Nachdruck darauf hinweisen, daß Untersuchungen der Bakterienmenge im bakteriologischen Laboratorium auch bei der subtilsten Methodik nur in frischem oder abgekühltem Harn zuverlässige Ergebnisse bringen können. Einzelheiten zur Begründung dieser Forderung finden sich auf S. 12. Ausnahmen bilden der bereits mit Harn benetzte Uricult-Objektträger und durch suprapubische Blasenpunktion gewonnener Urin.

Keimidentifizierung

Eine Identifizierung der Keimart sollte in Spontan-, Mittelstrahl- und Katheterurin bei pathologischer Bakterienmenge (s. S. 40) und in Punktionsurin bei jedem Nachweis von Erregern durchgeführt werden. Die Untersuchung muß wegen der erforderlichen Spezialkenntnisse bakteriologischen Laboratorien vorbehalten bleiben.

Einige Keimarten sind harmlose Saprophyten und kommen als Erreger einer Harnwegsentzündung nur ausnahmsweise in Betracht (z. B. anhämolysierende Staphylokokken, Sarcina lutea). Sie gelangen so gut wie immer durch Verunreinigung in den Harn. Eine pathologische Menge dieser Keime darf nur bei übereinstimmendem Ergebnis mehrerer Untersuchungen als beweisend für eine Harnwegsentzündung angesehen werden.

Die häufigsten Erreger einer Harnwegsentzündung sind E. coli, die verschiedenen Proteusarten, Klebsiella-Aerobacter, Enterokokken, Pseudomonas aeruginosa (Bacterium pyocyaneum), Staphylococcus aureus und der Sproßpilz Candida albicans. Innerhalb der Species Proteus ist eine Unterscheidung zwischen verschiedenen Arten mit erheblichen Unterschieden in der Empfindlichkeit gegenüber Antibiotika zweckmäßig. Proteus mirabilis macht die geringsten Schwierigkeiten in der Behandlung. Dagegen sind Proteus rettgeri und Proteus morgani vielfach nur gegenüber Antibiotika empfindlich, die parenteral appliziert werden müssen. Proteus vulgaris nimmt eine Mittelstellung ein (Tab. 7). Die Häufigkeitsskala der verschiedenen Keime hängt weitgehend vom Patientengut ab. E. coli ist bei Kranken ohne Anomalien häufiger als bei morphologisch oder funktionell abnormem Harntrakt. Bei Patienten mit Harnstauung, vor allem bei Kranken mit Dauerkathetern, findet man gehäuft Pseudomonas aeruginosa und Klebsiella-Aerobacter, bei Kindern in der Windelperiode auch Candida albicans. Enterokokken werden seit der Einführung der Untersuchung der Bakterienmenge seltener als Erreger einer Harnwegsentzündung gefunden als früher; auch sie sind bei Patienten mit Anomalien der Harnwege häufiger als bei solchen mit normalem Harntrakt.

Die meisten Harnwegsentzündungen werden durch einen einzigen Erreger verursacht. Beim Nachweis einer Mischflora in Spontan-, Mittelstrahl- oder Katheterurin sollte bis zum Beweis des Gegenteils mit der Möglichkeit gerechnet werden, daß zumindest eine der verschiedenen Keimarten durch Verunreinigung in den Harn gelangt ist. Nur solche Bakterienspezies, die nach dem Ergebnis einer Differentialkeimzählung in pathologischer Menge gefunden wurden, dürfen mit der Harnwegsentzündung in ursächlichen Zusammenhang gebracht werden.

Eine Änderung der Keimart von einer Untersuchung zur anderen spricht eher für eine Verunreinigung als für eine Harnwegsentzündung.

Aus der Art des Erregers kann nur selten der Schluß gezogen werden, daß ein bestimmtes Antibiotikum mit Sicherheit gut wirksam sein wird. Umgekehrt scheiden jedoch manche Medikamente bei bestimmten Keimarten für die Behandlung von vornherein aus. Einzelheiten gehen aus Tab. 7 hervor.

Bei manchen Erregern ist die Behandlung mit den heute zur Verfügung stehenden Medikamenten so schwierig, daß eine Klinikeinweisung zu empfehlen ist, z. B. bei Pseudomonas aeruginosa, manchen Proteusarten, Klebsiella-Aerobacter und dem Sproßpilz Candida albicans.

Tabelle 7. Indikationen der für die Initialbehandlung von Harnwegsentzündungen wichtigsten Medikamente. Mit Ausnahme der Sulfonamide muß bei der Entscheidung das Ergebnis der Empfindlichkeitsbestimmungen berücksichtigt werden

Erreger	Auswahl des Medikamentes		
	zu bevorzugen	brauchbar	abzuraten
E. coli	Ampicillin, Sulfonamide	Chloramphenicol Tetracycline	
Proteus mirabilis (60–80 % aller Proteusinfektionen)	Ampicillin, Sulfonamide	Carbenicillin, Chloramphenicol	Gentamycin
Proteus vulgaris	Sulfonamide	Carbenicillin, Chloramphenicol, Gentamycin	
Proteus rettgeri	Carbenicillin, Gentamycin		Ampicillin
Proteus morgani	Carbenicillin, Gentamycin	Chloramphenicol	Ampicillin
Klebsiella-Aerobacter	Tetracycline	Chloramphenicol, Gentamycin	Ampicillin
Enterokokken	Ampicillin	Chloramphenicol, Tetracycline	Sulfonamide, Gentamycin
Pseudomonas aeruginosa	Carbenicillin, Gentamycin		Ampicillin
Staphylokokken	Dicloxacillin	Penicillin-G, Erythromycin	Sulfonamide

Folgerungen aus dem Ergebnis der Keimidentifizierung

Erneute Untersuchung mit Differentialkeimzählung erforderlich:
Nachweis mehrerer Keimarten.

Röntgenuntersuchung besonders dringlich:

Nachweis von Pseudomonas aeruginosa, Klebsiella-Aerobacter, Enterokokken, Mischinfektionen.

Klinikeinweisung ratsam:

Infektionen mit Pseudomonas aeruginosa, resistente Proteusarten, Klebsiella-Aerobacter und Candida albicans.

● Auf eine Keimidentifizierung darf bei Harnwegsentzündungen nicht verzichtet werden!

Empfindlichkeitsbestimmung

Die Erreger von Harnwegsentzündungen gehören zu den Keimen, deren Empfindlichkeit gegenüber Antibiotika innerhalb der gleichen Spezies von einem Stamm zum anderen wechseln kann. Daher sind Empfindlichkeitsbestimmungen für die Auswahl des Medikaments unentbehrlich.

Die verschiedenen Methoden der Empfindlichkeitsbestimmung unterscheiden sich in ihrem Aufwand und ihrer Zuverlässigkeit. Dem praktischen Arzt werden zum Einsatz im eigenen Laboratorium einfach zu handhabende Testbestecke angeboten. Hierbei wird häufig nicht mit genügendem Nachdruck auf die vielen Fehlerquellen einer Empfindlichkeitsbestimmung in der Hand eines Ungeübten hingewiesen. Zuverlässige Ergebnisse sind nur bei spezieller Ausbildung und ausreichender Erfahrung zu erwarten. Wir halten es für ratsam, Empfindlichkeitsbestimmungen bakteriologischen Laboratorien vorzubehalten.

Die meisten Empfindlichkeitsbestimmungen werden mit *Testblättchen* durchgeführt. Die Ergebnisse hängen von der Konzentration der Antibiotika in den Blättchen ab. Der Arbeitskreis »Probleme der Pyelonephritis« der Paul-Ehrlich-Gesellschaft für Chemotherapie vereinbarte für seine eigenen Untersuchungen folgende Konzentrationen (1970):

Ampicillin	10 γ	Nalidixinsäure	30 γ
Carbenicillin	100 γ	Nitrofurantoin	100 γ
Cephaloridin	15 γ	Sulfonamide	800 γ
Chloramphenicol	30 γ	Tetracycline	20 γ
Gentamycin	10 γ		

Eine Vereinheitlichung der Blättchenkonzentration über den genannten Arbeitskreis hinaus würde die Vergleichbarkeit von Ergebnissen verbessern.

Genauer als die Blättchenmethode sind Untersuchungen der minimalen Hemmkonzentrationen mit der *Röhrchenverdünnungs- oder der Plattenverdünnungsmethode*. Diese Verfahren kommen jedoch wegen ihrer Aufwendigkeit meist nur für wissenschaftliche Untersuchungen in Betracht. Die minimale Hemmkonzentration ist diejenige Konzentration des Antibiotikums, von der an das Wachstum des Keims stark behindert wird. Bei der Interpretation minimaler Hemmkonzentrationen werden zum Vergleich meistens die Serumkonzentrationen herangezogen, welche das betreffende Antibiotikum bei normaler Dosierung erreicht. Bei minimalen Hemmkonzentrationen oberhalb der erreichbaren Serumspiegel wird das Antibiotikum als unwirksam bezeichnet, bei geringeren als wirksam. Die klinische Erfahrung zeigt, daß vielfach auch noch bei minimalen Hemmkonzentrationen unterhalb des im Serum erreichbaren Spiegels gute Behandlungsergebnisse zu erzielen sind. Das gilt vor allem für Antibiotika mit hohen Konzentrationen im Harn. Harnwegsentzündungen sind nur selten ausschließlich in den Schleimhäuten, meist auch im Nierengewebe lokalisiert. Diese Tatsache wird häufig als Argument für eine ausschließliche Berücksichtigung der Serumkonzentrationen eines Antbiotikums verwertet. Das erscheint uns problematisch, weil die Konzentration im Serum keineswegs mit der im Gewebe übereinstimmt. Die Konzentration eines Antibiotikums im Nierengewebe selbst ist bisher nicht zuverlässig genug meßbar. Wir halten es für ratsam, bei der Behandlung von Harnwegsentzündungen in erster Linie die Serumkonzentrationen, aber auch die Harnkonzentrationen eines Medikaments zu berücksichtigen. Vielleicht spielt auch die Konzentration in der Nierenlymphe eine Rolle. Untersuchungen darüber, ob der Vergleich minimaler Hemmkonzentrationen mit dem sorgfältig und genügend lange überwachten Behandlungserfolg zu brauchbaren Beurteilungskriterien führt, liegen noch nicht in ausreichendem Umfang vor.

Antibiotika, die sich bei der Empfindlichkeitsbestimmung gegenüber dem Erreger als unwirksam oder nur gering wirksam erwiesen, sollten nicht zur Behandlung verwendet werden. Unter den Antibiotika mit guter Wirksamkeit während der Empfindlichkeitsbestimmung muß im Einzelfall dasjenige ausgesucht werden, das bei Berücksichtigung der erzielbaren Blut- und Harnkonzentrationen, des Wirkungsmechanismus und der Verträglichkeit den Vorzug verdient (s. S. 79 ff). Bei Sulfonamiden lassen Empfindlichkeitsbestimmungen selbst bei Verwendung antagonistenfreier Nährböden nicht so zuverlässige Rückschlüsse auf die voraussichtliche Wirksamkeit zu wie bei Antibiotika im engeren Sinne.

Die gute Wirksamkeit eines Medikaments bei der Empfindlichkeitsbestimmung stellt keine Gewähr für einen Behandlungserfolg dar. Störungen des Harnabflusses oder der körpereigenen Abwehr führen gelegentlich zu unerwartet schlechten

Ergebnissen. Daher ist es notwendig, auch bei der Behandlung mit einem nach der Empfindlichkeitsbestimmung voraussichtlich gut wirksamen Antibiotikum sorgfältig und regelmäßig Kontrolluntersuchungen durchzuführen. Einzelheiten sind auf S. 93 ff angegeben.

Empfindlichkeitsbestimmungen an Keimen, die nicht in ursächlichem Zusammenhang mit der Harnwegsentzündung stehen, sind sinnlos. Daher sollten Empfindlichkeitsbestimmungen nur mit Bakterien durchgeführt werden, welche in einer für die jeweilige Form der Harngewinnung pathologischen Menge nachgewiesen wurden.

Folgerungen aus dem Ergebnis der Empfindlichkeitsbestimmung:

● Keine Behandlung mit Medikamenten, gegenüber denen der Erreger in vitro unempfindlich oder nur gering empfindlich ist.
Unter den in vitro wirksamen Antibiotika Auswahl aufgrund der erreichbaren Konzentrationen in Blut und Harn, des Wirkungsmechanismus und der Verträglichkeit (s. S. 79 ff.).
Auch bei der Behandlung mit in vitro gut wirksamen Antibiotika sorgfältige und regelmäßige Kontrolluntersuchungen.

Der Röntgenologe

Röntgenologische Untersuchungen dienen dem Nachweis morphologischer und funktioneller Anomalien an Nieren und Harntrakt, die zu Rezidiven einer Entzündung disponieren und die Erfolgsaussichten einer medikamentösen Behandlung beeinträchtigen können. Außerdem werden Auswirkungen einer Entzündung oder Stauung auf das Nierenparenchym sowie die ableitenden Harnwege erfaßt, welche beim Therapieplan zu berücksichtigen sind.

Die Ausscheidungsurographie

Die Ausscheidungsurographie ermöglicht eine Beurteilung von Morphologie und Transportfunktion von Nieren und oberem Harntrakt.

Indikationen

Der voraussichtliche diagnostische Gewinn muß gegen die Strahlenbelastung abgewogen werden. Die Empfehlungen der verschiedenen Autoren sind uneinheitlich. Wir führen bei folgenden Erkrankungen eine Ausscheidungsurographie durch:

Harnwegsentzündung bei Säuglingen;

Harnwegsentzündung mit kolikartigen Leibschmerzen;

Harnwegsentzündung mit pathologischer Erythrozyturie;

Harnwegsentzündung mit Anämie oder Dystrophie ohne
anderweitige Ursache;

Harnwegsentzündung ohne dauerhaften Erfolg eines nach dem Ergebnis
der Empfindlichkeitsbestimmung gut wirksamen, ausreichend hoch dosier-
ten Antibiotikums (primäre Versager und Rezidive).

Besonderheiten der Methodik bei Kindern

In den ersten Lebensjahren besteht schon normalerweise ein Meteorismus, der
die Beurteilung von Röntgenaufnahmen des Abdomens erschwert. Versuche zur
medikamentösen Verminderung des Meteorismus sind meist erfolglos. Empfehlenswert ist dagegen eine Füllung des Magens mit Tee oder kohlensäurehaltigem
Mineralwasser. Hierbei nimmt der in diesem Alter im Verhältnis zum übrigen
Körper recht große und stark dehnbare Magen den Raum vor der linken Niere
und vor einem Teil der rechten Niere ein. Die Darmschlingen werden aus

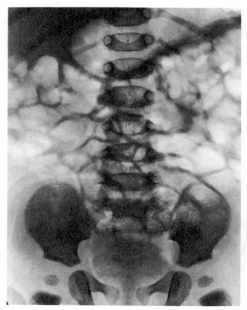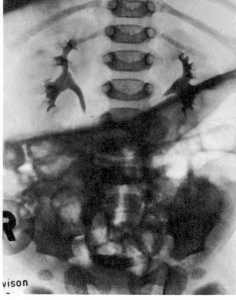

Abb. 19. Ausscheidungsurographie bei 4 Monate altem Patienten. Links Übersichtsaufnahme;
starker Meteorismus; Nierenkonturen nicht zu erkennen. Rechts Aufnahme 12 Min. nach Kontrastmittelinjektion und nach Füllung des Magens mit Tee; beide Hohlsysteme und Nierenkonturen sind jetzt gut zu erkennen

dem Oberbauch verdrängt. Da die Flüssigkeit im Magen für Röntgenstrahlen homogen transparent ist, wird die Beurteilung von Nierenparenchym und Nierenhohlsystem auf diese Weise erleichtert. Abb. 19 zeigt ein typisches Beispiel. Für Säuglinge empfehlen wir je nach dem Alter 150–200 ml, für Kleinkinder ungefähr 300 ml Flüssigkeit. Wenn die Kinder diese Menge nicht trinken wollen, legen wir eine dünne Magensonde und verabreichen die erforderliche Flüssigkeitsmenge auf diesem Wege. Die hiermit verbundene Belästigung der Patienten ist wegen der Verbesserung der Aussagekraft der Röntgenuntersuchung gerechtfertigt.

Bei Säuglingen sind gut beurteilbare Ausscheidungsurogramme nur zu erwarten, wenn eine im Verhältnis zur Körpermasse größere Kontrastmittelmenge verabreicht wird als im späteren Leben. Wir injizieren bei Säuglingen 15 ml und bei älteren Kindern 20 ml 76%iges Kontrastmittel.

Bei Kindern sind Harnstauungen als Folge angeborener Fehlbildungen häufiger als im späteren Leben. Starke Stauungen verhindern eine ausreichende Darstellung von Nierenhohlsystem und Ureter auf Röntgenaufnahmen in den ersten 20 Minuten nach Kontrastmittelinjektion. Spätaufnahmen bringen vielfach noch eine Klärung (Abb. 20). Wir führen bei folgenden Patienten Spätaufnahmen durch:

Stumme Niere;

Verdacht auf stumme Doppelanlage (Verdrängung eines Nierenhohlsystems nach kaudal und lateral);

Unvollständige Kontrastmittelfüllung von erweitertem Nierenhohlsystem oder Harnleiter.

Der Zeitpunkt für Spätaufnahmen muß von Patient zu Patient individuell festgelegt werden.

Venenpunktionen sind bei jungen Kindern besonders schwierig. Wiederholte erfolglose Punktionsversuche haben starkes und anhaltendes Schreien zur Folge. Hierbei wird viel Luft verschluckt. Das führt zu weiterer Verstärkung des Meteorismus und Verschlechterung der Beurteilbarkeit von Ausscheidungsurogrammen. Wegen dieser Besonderheiten empfehlen wir, Ausscheidungsurogramme bei Säuglingen und Kleinkindern möglichst bei Röntgenologen mit besonderer Erfahrung in der Untersuchung von Patienten dieses Alters durchführen zu lassen.

Die »Infusionsurographie«

Bei der oben angegebenen Kontrastmittelmenge bleibt vielfach die Anschoppung des Nierenparenchyms gering und kurzdauernd sowie die Harnleiterfüllung unvollständig. Infolgedessen ist es bei einem Teil dieser Untersuchungen

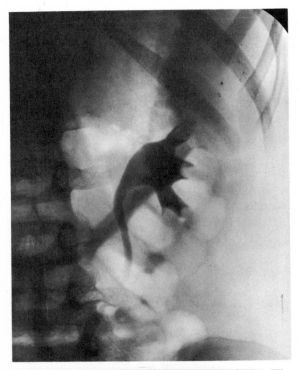

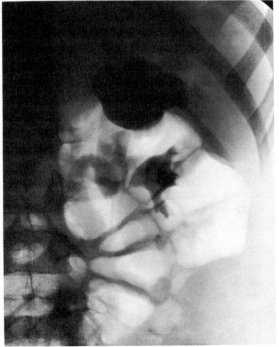

Abb. 20. Ausscheidungsurographie bei 7$^{1/2}$ Jahre altem Kind, Ausschnitte. Oben: Aufnahme 6 Min. nach Kontrastmittelinjektion; der kraniale Kelch ist nach lateral abgedrängt. Unten: Spätaufnahme nach 1$^{1/4}$ Stunde; erst jetzt erkennt man eine Doppelung von Hohlsystem und Ureter; Megalureter mit Hydronephrose im oberen Nierenpol

nicht möglich, ausreichend zuverlässig zu entscheiden, ob eine für Diagnostik und Therapie bedeutsame Anomalie vorliegt oder nicht. Eine beträchtliche Erhöhung der Kontrastmitteldosis führt auch bei Kindern häufig zur Verbesserung der Ergebnisse. Abb. 21 zeigt ein typisches Beispiel. Ob das Kontrastmittel hierbei als Infusion oder in Form einer Injektion zugeführt wird, ist für das Unter-

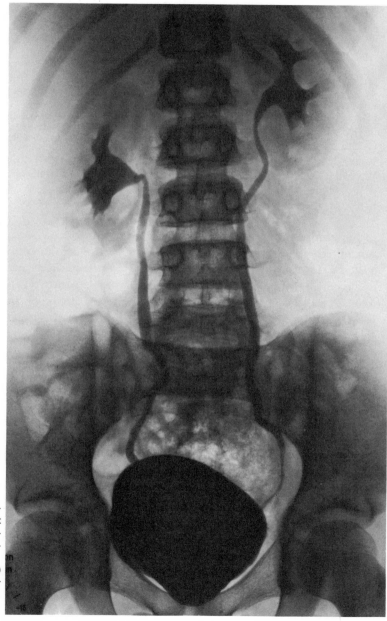

Abb. 21. Ausscheidungsurographie mit großer Kontrastmittelmenge („Infusionsurographie"); typischer Befund 20 Min. nach Beginn der Kontrastmittelinfusion

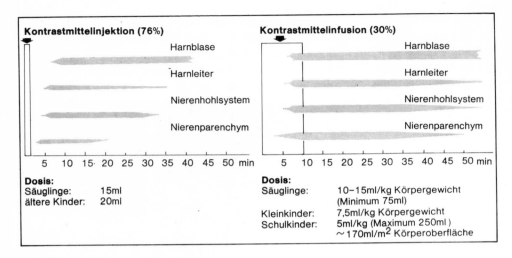

Abb. 22. Schematische Darstellung der Unterschiede von Ausscheidungsurographie mit normaler und mit großer Kontrastmitteldosis

suchungsergebnis von untergeordneter Bedeutung; nach den bisherigen Erfahrungen scheint die Infusion jedoch besser verträglich zu sein. Wir machten die besten Erfahrungen mit 170 ml 30%igen Kontrastmittels pro qm Körperoberfläche bei einer Infusionsdauer von 10 Minuten; bei Säuglingen geben wir mindestens 75 ml, bei älteren Schulkindern höchstens 250 ml. Normalerweise fertigen wir 10 Minuten und 20 Minuten nach Beginn der Infusion Röntgenaufnahmen an (Abb. 22).

Einige Autoren empfehlen, gerade bei jungen Kindern Ausscheidungsurographien nur noch mit derartig großer Kontrastmittelmenge durchzuführen. Nach unseren Erfahrungen ermöglicht jedoch in der Mehrzahl der Fälle schon die Untersuchung mit herkömmlicher Kontrastmitteldosis ein eindeutiges Urteil (bei Säuglingen 15 ml, bei älteren Kindern 20 ml 76%iges Kontrastmittel). Erst bei unklarem pathologischem Ergebnis, welches weder durch Spätaufnahmen noch durch eine Miktionsurethrozystographie geklärt werden konnte, wegen der Möglichkeit therapeutischer Konsequenzen jedoch dringend einer Abklärung bedarf, halten wir den Mehraufwand der »Infusionsurographie« für gerechtfertigt. Gegen eine routinemäßige Untersuchung mit dieser Methode spricht unsere Erfahrung, daß Schleimhautstreifungen im Nierenhohlsystem oder Harnleiter und darüber hinaus Ureterozelen mit herkömmlicher Kontrastmittelmenge zuverlässiger zu erfassen sind. Der Grund hierfür ist die bei der größeren Dosis auftretende sehr starke Diurese, die zu einer raschen *starken* Füllung von Nierenhohlsystemen, Ureteren und Harnblase mit Kontrastmittel und Harn führt und sowohl Schleimhautstreifungen als auch Ureterozelen verdeckt.

Bei Patienten mit Niereninsuffizienz ist nach herkömmlicher Kontrastmittelmenge nicht mit verwertbaren Befunden zu rechnen. Bei diesen Patienten führen auch wir die Untersuchung von vornherein mit großer Kontrastmitteldosis durch. Bei einem Harnstoff-N bis ungefähr 70 mg% sind hierbei die Befunde gelegentlich noch für eine grobe Orientierung ausreichend.

Manche Autoren verzichten auf Nüchternheit und sorgfältiges Abführen der Patienten vor der Ausscheidungsurographie mit großer Kontrastmitteldosis. Wir haben bei mehreren Kindern mit starker Überlagerung durch Darminhalt und nicht beurteilbarem »Infusionsurogramm« nach sorgfältiger Vorbereitung mit herkömmlicher Kontrastmitteldosis eindeutige Befunde erheben können. Daher halten wir auch bei großer Kontrastmitteldosis an der Nüchternheit, am sorgfältigen Abführen und in den ersten Lebensjahren an der Füllung des Magens mit Flüssigkeit fest.

Beurteilung der Ausscheidungsurographie bei Kindern

In den ersten Lebensjahren weist das obere Drittel der Harnleiter vielfach Einkerbungen ohne Beeinträchtigung des Harnabflusses aus dem Nierenhohlsystem auf; sie beruhen auf Schleimhautfalten, welche in diesem Lebensabschnitt physiologisch sind.

Besonders schwierig ist bei Kindern und Jugendlichen die Beurteilung der Nierengröße; die Masse dieser Organe nimmt von der Geburt bis zum Erwachsenenalter ungefähr um das 10fache zu (Abb. 3, S. 5). Kranke Nieren bleiben vielfach im Wachstum zurück. Ein zuverlässiges Urteil über die Nierengröße aufgrund der Ausscheidungsurographie ist im Wachstumsalter auch dem Erfahrenen nur anhand von Messungen und nicht nach dem Augenmaß möglich. Am einfachsten sind Messungen der Längsachse und Berechnungen des Rechtecks aus Längs- und Querachse der Niere und des Hohlsystems. Abb. 23 zeigt die Normalbereiche für verschieden alte Kinder.

Viele Anomalien am oberen Harntrakt bedürfen einer raschen operativen Behandlung. Die notwendigen Eingriffe sind heute auch schon bei jungen Säuglingen möglich. Vielfach hat eine Verzögerung notwendiger Operationen irreparable Schäden zur Folge. Im Einzelfall müssen Indikation und günstigster Zeitpunkt für eine Operation in Zusammenarbeit mit einem Urologen festgelegt werden.

Die Miktionsurethrozystographie (MUC)

Die MUC hat die Aufgabe, pathologische Befunde an Blase und Urethra und darüber hinaus einen vesikoureteralen Reflux zu erfassen. Bisher gelten für Indikation und Methodik dieser Untersuchung trotz der beträchtlichen Unterschiede in der Pathologie des unteren Harntraktes bei Jungen und Mädchen die gleichen Empfehlungen. Fast alle bis vor kurzem als krankhaft angesehenen Röntgenbefunde an der Urethra von Mädchen müssen jedoch heute als Varianten der Norm bezeichnet werden, welche keiner besonderen Behandlung bedürfen. Bei Jungen sind dagegen Abflußhindernisse unterhalb der Harnblase viel häufiger. Es ist daher notwendig, Indikation und Methodik der MUC den neuen Erkenntnissen anzupassen. Hierbei müssen zwischen Mädchen und Jungen Unterschiede gemacht werden.

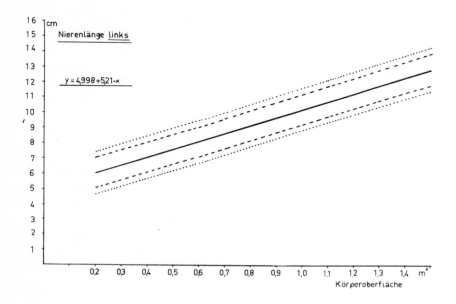

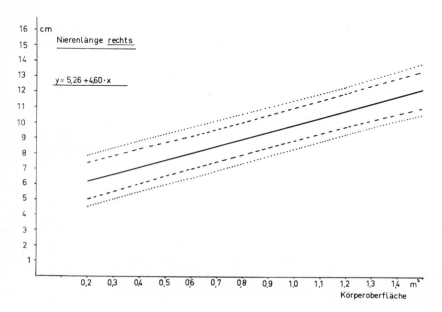

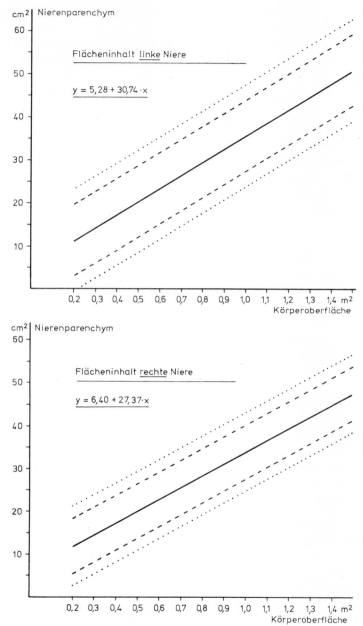

Abb. 23. Größe des röntgenologischen Nierenschattens bei Kindern ohne Anomalie am Harntrakt und ohne Harnwegsentzündung. Ausscheidungsurographie mit herkömmlicher Kontrastmittelmenge, Aufnahmen meist nach 12 Minuten. Fokus-Filmabstand 100 cm.
Regressionsgeraden mit Normalbereichen (95. und 99. Perzentilen).
Links: Längsachse des Nierenschattens.
Rechts: Flächeninhalt des Rechtecks um Nierenschatten minus Rechteck um Hohlsystem.

Mädchen

Für die Behandlung bedeutsame, mit der MUC nachweisbare pathologische Befunde an der Urethra von Mädchen sind nach dem derzeitigen Stande des Wissens Raritäten. *Klappen* oder obstruierende Falten wurden nur von ganz wenigen Autoren und meist nicht in überzeugender Form beschrieben; wir selber sahen sie bisher nicht. Viele Autoren zweifeln daran, daß es eine *Blasenhalsstenose* bei Mädchen gibt. Als *distale Urethrastenose* oder Meatusstenose wird eine durch Kalibrierung nachweisbare verminderte Dehnbarkeit der distalen Urethrawand bei normal weitem Lumen bezeichnet; sie kann mit der MUC weder nachgewiesen noch ausgeschlossen werden. Abweichungen der *Blasengröße* von der Norm werden durch exakte Messungen der Kapazität zuverlässiger erfaßt als durch röntgenologische Untersuchungen. *Zähnelungen* und Pseudodivertikel der Blasenkontur sind kein sicherer Hinweis auf eine Beeinträchtigung der Blasenentleerung, weil sie auch bei entzündlichen Irritationen vorkommen. *Polypen* und *Divertikel* der Urethra sind bei Mädchen derartige Raritäten, daß man mit ihnen kaum zu rechnen braucht. Nicht ganz so selten findet man *ektope Uretermündungen* und *Blasendivertikel*. Bei Dysraphien sind *Störungen der Koordination von Blasenmuskulatur und Schließmuskeln* häufig anzutreffen, welche durch eine MUC meist recht zuverlässig erfaßt werden können; wegen der immer geringer werdenden Sterbequote der Kinder mit Dysraphien nimmt die praktische Bedeutung dieser Fragestellung bei der MUC zu.

Im Gegensatz zu praktisch bedeutsamen pathologischen Befunden an der Urethra kommt ein *vesikoureteraler Reflux* bei Mädchen mit Harnwegsentzündung oft vor; die Angaben im Schrifttum schwanken zwischen 35% und 75%, die meisten Autoren geben Werte um 50% an. Ein über längere Zeit bestehenbleibender Reflux verschlechtert die Aussichten der medikamentösen Behandlung einer Harnwegsentzündung und schadet dem Nierenparenchym. Bei den meisten Patienten gelingt es heute, den Reflux durch eine Operation zu beseitigen. Der wichtigste Bestandteil einer Untersuchung des vesikoureteralen Refluxes ist die MUC.

Solange pathologische Befunde an der Urethra und ein vesikoureteraler Reflux bei Mädchen für ungefähr gleich häufig gehalten wurden, war es gerechtfertigt, alle Miktionsurethrozystographien nach *einer* Methode durchzuführen, welche sowohl auf die Urethra als auch auf den Reflux zielte. Nach dem derzeitigen Stande des Wissens sind jedoch pathologische Befunde an der Urethra von Mädchen eine Seltenheit, während ein vesikoureteraler Reflux häufig nachzuweisen ist. Wenn das Schwergewicht auf der Beurteilung der Urethra liegt, sollte die MUC nach einer anderen Methode durchgeführt werden als bei der mit Schwergewicht auf der Refluxuntersuchung. Darum sollte bei jeder einzelnen Patientin schon vor Beginn der MUC unterschieden werden, ob die Untersuchung vorwiegend auf den Reflux oder auf die Urethra abgestellt werden soll.

Schwergewicht vesikoureteraler Reflux

Untersuchungen mit dem Schwergewicht auf dem vesikoureteralen Reflux sind bei folgenden Mädchen erforderlich:

Patientinnen mit Harnwegsentzündung

beim ersten Rezidiv;
bei Erfolglosigkeit einer Behandlung mit ausreichend hoher Dosis eines nach der Resistenzbestimmung gut wirksamen Antibiotikums.

Patientinnen mit

stummer Niere oder stummem Nierenpol;
Megalureter.

Patientinnen

von 5 Jahren und älter, die noch niemals in ihrem Leben mindestens 14 Tage trocken blieben (primäre Enuresis);
von mindestens 4 Jahren, die schon längere Zeit trocken waren und wieder anfingen einzunässen (sekundäre Enuresis).

Beim Schwergewicht auf dem Reflux muß die Blase retrograd mit Kontrastmittel gefüllt werden. Hierbei ist eine unvollständige Füllung ebenso zu vermeiden wie eine Überfüllung der Blase. Am empfehlenswertesten ist die Füllung im Dauertropfverfahren mit hydrostatischem Druck bis zu 100 cm Wassersäule. Hierbei kann gleichzeitig die Blasenkapazität festgestellt werden; die Normalwerte für verschieden alte Kinder gehen aus Abb. 24 hervor. Wir empfehlen die Verwendung zum einmaligen Gebrauch bestimmter, in sterilen Behältern verpackter Kunststoffsonden von 5 oder 8 Charr (z. B. sterile Ernährungssonden der Laboratori Pharmaseal, Baierbrunn bei München, K 31 = 8 Charr, K 32 = 5 Charr). Diese Sonden sind so dünn, daß sie pathologische Befunde in der Urethra nicht verdecken. Darum können sie während der gesamten Untersuchung einschließlich der Miktion liegen bleiben. Orientierende Durchleuchtungen während der Blasenfüllung in kurzen Abständen und für jeweils nur wenige Sekunden erhöhen die Zuverlässigkeit der Untersuchung, sind jedoch wegen der Strahlenbelastung nur mit einer Bildverstärker-Fernsehkette zu verantworten. Wenn man bei der Durchleuchtung einen Reflux beobachtet, ist eine Übersichtaufnahme erforderlich. Bei der ersten Untersuchung eines Patienten sollten in jedem Fall während der Miktion Röntgenaufnahmen angefertigt werden, welche bei einem Reflux die Darstellung des Ureters von der Einmündung in die Blase an und darüber hinaus die Erfassung von Blasendivertikeln sicherstellen. Die meisten Autoren empfehlen zu diesem Zweck zwei Aufnahmen des oberen und unteren Harntraktes in den beiden schrägen Durchmessern auf dem Höhepunkt der Miktion. Meist genügt auch eine einzige Aufnahme im sagittalen Strahlengang unmittel-

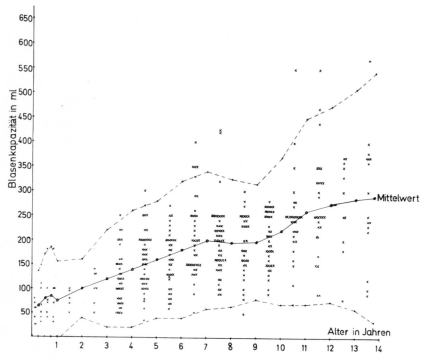

Abb. 24. Blasenkapazität bei Kindern ohne Entleerungsstörung und ohne vesikoureteralen Reflux. Einzelwerte und Mittelwerte mit doppelter Standardabweichung.

bar vor dem Ende der Blasenentleerung. Bei einigen Patienten mit einem einseitigen Reflux während der Blasenfüllung kommt es während der Miktion auch auf der anderen Seite zum Reflux. Hieraus ergibt sich die Notwendigkeit von Aufnahmen während der Miktion.

Eine Verminderung der Strahlenbelastung ist sowohl durch den Einsatz einer 70-mm-Kamera als auch durch eine Kombination der MUC und einer Refluxuntersuchung mit einem Radioisotop möglich. Die Isotopenmethode führt darüber hinaus zu einer Bereicherung der röntgenologischen Befunde.

SCOTT u. STANSFELD (1968) haben in einer alternierenden Studie den Beweis dafür erbracht, daß bei Kindern mit Harnwegsentzündung nach operativer Refluxbeseitigung das Nierenwachstum im Durchschnitt signifikant weniger beeinträchtigt wird als bei Weiterbestehen des Refluxes; außerdem werden neue Schübe der Harnwegsentzündung signifikant seltener. Andererseits verschwindet ungefähr jeder 3. vesikoureterale Reflux ohne Operation während einer intensiven und langdauernden antibakteriellen Behandlung. In Tab. 8 sind Zusammenhänge zwischen manchen Symptomen und den Aussichten einer Refluxrückbildung ohne Operation zusammengestellt. Demnach ist zur Klärung der Operationsindikation bei vesikoureteralem Reflux eine recht vielseitige Untersuchung erforderlich.

Tabelle 8. Zusammenhänge zwischen röntgenologischen und zystoskopischen Befunden einerseits und den Aussichten auf Refluxrückbildung ohne Operation andererseits

Symptome	Aussichten auf Refluxrückbildung ohne Operation	
	gering	groß
Refluxbeginn während der Untersuchung	schon bei unvollständiger Blasenfüllung („low pressure")	erst während der Miktion („high pressure")
Refluxhöhe	Nierenhohlsystem	unterer Ureter
Refluxdauer während der Untersuchung	langes Bestehenbleiben	rasch wieder abfließend
Häufigkeit kurzdauernder Refluxe während der Untersuchung	mehrmalige Wiederholung	keine Wiederholung
Dilatation (Nierenhohlsystem, Ureter)	stark	fehlend
Destruktion von Nieren-parenchym	vorhanden	fehlend
Ostium ureterovesicale (Zystoskopie)	klaffend, starr	normal

Nach unseren Erfahrungen ist bei folgenden Befunden eine sofortige Refluxoperation ratsam:

1. ein nur sehr langsam wieder abfließender Reflux (»Dauerreflux«);
2. ein Reflux in ein stark dilatiertes Nierenbecken bei deutlicher Parenchymdestruktion;
3. ein Reflux bis ins Nierenbecken bei Patienten mit starrem Ostium oder Golflochostium, der sich schon vor der Miktion mehrmals wiederholt.

Bei allen anderen Patienten mit Reflux empfehlen wir eine antibakterielle Langzeittherapie. Erst wenn der Reflux nach einem Jahr nicht verschwunden ist oder wenn trotz Langzeittherapie neue schwere Schübe der Harnwegsentzündung auftreten, ist auch bei ihnen die Operation unumgänglich.

Schwergewicht Urethra

Nur bei Mädchen mit folgenden Symptomen steht von Anfang an die Untersuchung der Urethra im Vordergrund:

Deutlich erschwerte Miktion;
Mehrmals nachgewiesener Restharn von mindestens 20 ml;
Harnträufeln;
Verdacht auf neurogene Blasenentleerungsstörung;
Verdacht auf ektope Uretermündung;
Intersexuelle Ausbildung des äußeren Genitale;
Pathologischer oder verdächtiger Befund an der Urethra während der Refluxuntersuchung.

Bei diesen Patientinnen ist es notwendig und gerechtfertigt, während der Miktion mehrere Röntgenaufnahmen von Blase und Urethra im seitlichen Strahlengang anzufertigen; wenn noch keine Refluxuntersuchung durchgeführt wurde, muß das Bildformat ausreichend groß für die gleichzeitige Erfassung des oberen Harntraktes gewählt werden. Bekanntlich ist die Strahlenbelastung im seitlichen Strahlengang größer als im schrägen oder sagittalen.

Die Strahlenbelastung bei der Untersuchung der Urethra kann ohne Verlust von Informationen durch die Verwendung einer 70-mm-Kamera erheblich vermindert werden. Man kann mit ihr pro Sekunde bis zu 6 Röntgenaufnahmen anfertigen. Nach unseren Erfahrungen während einem Jahr reicht das Bildformat bei einem Eingangsfeld von 10 Zoll zur sicheren Erfassung aller am unteren Harntrakt vorkommenden pathologischen Befunde aus. Abb. 25 zeigt ein Beispiel. Die Strahlenbelastung wird gegenüber den herkömmlichen Zielaufnahmen um ungefähr 90% vermindert.

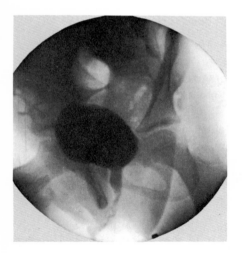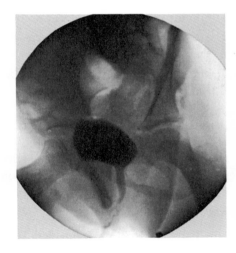

Abb. 25. Miktionsurethrozystographie mit einer 70-mm-Kamera. Zwei Aufnahmen aus der gleichen Untersuchung

Wegen der großen Variabilität der Urethra beim Mädchen ist eine sichere Abgrenzung pathologischer Befunde von Varianten der Norm vielfach schwierig. Abb. 26 zeigt die Vielfalt der bei gesunden Mädchen vorkommenden Befunde. Im Einzelfall muß die Operationsindikation in Zusammenarbeit mit einem Urologen geklärt werden.

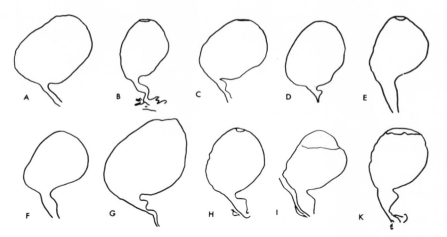

Abb. 26. Variationsbreite normaler Befunde bei der Miktionsurethrozystographie von Mädchen (BRUNS 1970)

Jungen

Bei Jungen ist der Häufigkeitsunterschied zwischen vesikoureteralem Reflux und praktisch bedeutsamen, mit der MUC nachweisbaren Anomalien der Urethra viel geringer als bei Mädchen. Am häufigsten findet man bei Jungen *posteriore Urethraklappen,* seltener dagegen *Blasenhalsstenosen, anteriore Urethraklappen, Urethrastrikturen, Urethradivertikel* und *Hypertrophien des Colliculus seminalis.* Darum ist es gerechtfertigt, bei Jungen *alle* Miktionsurethrozystographien nach *einer* Methode durchzuführen, welche gleichzeitig auf die Urethra und auf den Reflux abgestellt ist.

Für die MUC bei Jungen gelten die gleichen Indikationen wie beim Mädchen für die Untersuchung mit dem Schwergewicht vesikoureteraler Reflux (S. 65).

Die Blasenfüllung und die Untersuchung bis zum Beginn der Miktion wird durchgeführt wie auf S. 65 angegeben. Während der Miktion sollten mehrere Röntgenaufnahmen des oberen und unteren Harntraktes angefertigt werden. Mindestens auf einer Aufnahme muß der Blasenhals im seitlichen Strahlengang vollständig freiprojiziert sein. Die anderen Aufnahmen können in den beiden schrägen Durchmessern angefertigt werden.

Für die Beurteilung der Befunde gilt auch beim Jungen, was auf S. 67 über den vesikoureteralen Reflux und auf S. 68 über pathologische Befunde an der Urethra von Mädchen gesagt wurde.

Der Urologe

Die meisten Urologen besitzen leistungsfähige Röntgenanlagen. In vielen Fällen können daher Ausscheidungsurographie und MUC auch vom Urologen durchgeführt werden (S. 55 ff.) Darüber hinaus steuert der Urologe jedoch folgende besonderen Untersuchungen zur Diagnostik von Harnwegsentzündungen bei:

Untersuchung auf Restharn

Restharn disponiert zu Harnwegsentzündungen und beeinträchtigt die Behandlungsergebnisse. Er kann auf einer Blasenentleerungsstörung oder einem vesikoureteralen Reflux beruhen.

Indikationen

Eine Untersuchung auf Restharn ist bei allen Patienten mit Therapieresistenz oder neuen Schüben einer Harnwegsentzündung, mit erschwerter Miktion, abnormem Harnstrahl oder mit Dysraphie erforderlich.

Methoden

Meist wird der Restharn durch *Blasenkatheterismus* untersucht. Unmittelbar nach der Miktion wird die Blase vollständig durch einen Katheter entleert; wir empfehlen die Benutzung von Einmalkathetern (Einzelheiten S. 20). Diese Methode ist mit dem Risiko der Keimverschleppung belastet, die bei Patienten mit Blasenentleerungsstörung und Restharn neue Schübe einer Entzündung zur Folge haben kann. Darum ist die Instillation geeigneter Antibiotika in die Blase am Ende der Untersuchung ratsam (z. B. Nebacetin = Neomycin + Bacitracin).

Röntgenologisch kann der Restharn durch die Miktionsurethrozystographie oder im Anschluß an die *Ausscheidungsurographie* nach einer Miktion ermittelt werden.

Restharnuntersuchungen mit *Radioisotopen* oder *Farbstoffen* werden noch nicht häufig durchgeführt, dürften aber in Zukunft größere Bedeutung gewinnen.

Beurteilung

Die Ergebnisse von Untersuchungen auf Restharn sind bei Kindern mit Vorsicht zu interpretieren. Manche Säuglinge und Kleinkinder entleeren die Harnblase willentlich nicht vollständig, vor allem in ungewohnten Untersuchungssituationen. Daher sollte nur der zweimalige Nachweis von mindestens 20 ml Restharn als pathologisch gewertet werden. Patienten mit derartigem Restharn müssen einer eingehenden röntgenologischen und urologischen Untersuchung zugeführt werden.

Zystoskopie

Wir halten eine Zystoskopie für indiziert bei folgenden Patienten:

Vesikoureteraler Reflux,
Verdacht auf Ureterozele,
Verdacht auf ektope Uretermündung,
Verdacht auf Blasenhalsstenose,
Verdacht auf Konkrement, Fremdkörper oder Neoplasma in der Harnblase.

Die Zusammenhänge zwischen der Beschaffenheit des Ostium ureterovesicale und der Operationsindikation beim vesikoureteralen Reflux sind auf S. 67 angegeben. Die Bedeutung anderer Befunde bei der Zystoskopie bedürfen an dieser Stelle keiner ausführlichen Erörterung.

Retrograde Urographie

Früher wurden bei allen nicht sicher zu deutenden Befunden am Nierenhohlsystem oder Harnleiter, welche wegen der Möglichkeit einer Indikation zur operativen Behandlung einer Klärung bedurften, retrograde Urographien durchgeführt. Bei dieser Untersuchung ist die Gefahr einer Keimverschleppung in die oberen Harnwege groß. Darum ist es ein erheblicher Gewinn, daß durch die Ausscheidungsurographie mit großer Kontrastmittelmenge (Infusionsurographie) meistens die notwendige Klärung auf ungefährlichere Weise herbeigeführt werden kann. Wenn auch diese Form der Ausscheidungsurographie keine eindeutige Entscheidung zuläßt, ist eine retrograde Urographie gerechtfertigt.

Kalibrierung der Urethra beim Mädchen

Bei manchen Mädchen mit chronisch-rezidivierender Harnwegsentzündung stehen Enuresis und Urethritis so sehr im Vordergrund der Symptomatik, daß der Verdacht auf eine Anomalie an der Harnröhre naheliegt. Röntgenologische Untersuchungen der Urethra fallen bei diesen Patientinnen fast immer normal aus. Einige Autoren geben an, bei Kalibrierungen ein auffällig enges Lumen der distalen Urethra gefunden zu haben. Ein Vergleich ihrer Befunde mit den erst seit einigen Jahren vorliegenden Normalwerten (Abb. 27) zeigt, daß die lichte Weite der Urethra in all diesen Fällen in Wirklichkeit nicht vermindert war.

Die Wand der distalen Urethra ist wegen des Fehlens von elastischen Fasern und von Muskulatur schon beim gesunden Mädchen weniger dehnbar als die der übrigen Urethra. Mehrere Autoren fanden bei einem Teil der Mädchen mit chronisch-rezidivierender Harnwegsentzündung eine über das normale Ausmaß noch hinausgehende Verminderung der Dehnbarkeit der distalen Urethrawand. Meist

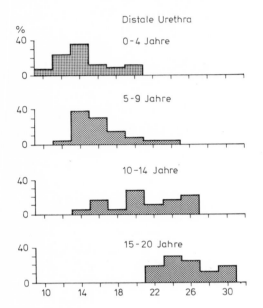

Abb. 27. Normalwerte der Weite der distalen Urethra bei verschieden alten Mädchen; Kalibrierung in Narkose (IMMERGUT u. Mitarb. 1967)

wurde hierbei nach amerikanischem Vorbild ein bougie à boule verwendet. Wir halten die Verwendung dieses Instruments wegen seiner unphysiologischen Form für problematisch. Schlanke Metallsonden scheinen uns geeigneter zu sein. Die Untersuchung muß in Narkose erfolgen und setzt erhebliche Erfahrungen voraus. Die bisher vorliegenden Berichte gestatten noch kein sicheres Urteil über die Bedeutung derartiger Befunde. Darum raten wir, im Gegensatz zu den Empfehlungen mancher Autoren, zur Zurückhaltung.

Einweisung in eine Klinik

Bei manchen Patienten mit chronisch-rezidivierender Harnwegsentzündung ist eine Vielzahl von Untersuchungen erforderlich. Ihre ambulante Durchführung in der Praxis des Hausarztes oder der verschiedenen Spezialisten kann Schwierigkeiten bereiten. Während eines stationären Klinikaufenthaltes ist dagegen die Abwicklung auch eines umfangreichen Untersuchungsprogramms leichter möglich. Es sei nur daran erinnert, daß bei manchen Patienten zum Beispiel erst durch mehrmals wiederholte Harnuntersuchungen eine signifikante Bakteriurie nachweisbar wird

(S. 47). Ebenso stark wie diese organisatorischen Vorteile fällt ins Gewicht, daß die Ergebnisse mancher Untersuchungen wegen der möglichen gründlichen Vorbereitungen bei stationären Patienten eindeutigere Ergebnisse bringen als bei ambulanten; das gilt zum Beispiel für Ausscheidungsurographien, weil in der Klinik gründlicher abgeführt werden kann als in der Regel ambulant. Schließlich sind manche Untersuchungen wegen des Zeitaufwandes ambulant kaum durchführbar.

Antikörper im Blut

Bei Harnwegsentzündungen mit Befall des Nierenparenchyms kommt es meist zur Ausbildung humoraler Antikörper gegen den Erreger oder seine Stoffwechselprodukte. Die Antikörper sind mit verschiedenen Methoden quantitativ zu erfassen. Besonders zuverlässig ist die indirekte Hämagglutination durch ein Antigen aus dem jeweils nachgewiesenen Erreger. Einfacher, dafür aber weniger zuverlässig, ist die Untersuchung mit einem Mischantigen aus den erfahrungsgemäß am häufigsten vorkommenden serologischen Colitypen. Einzelheiten der Methodik und der Beurteilungskriterien können hier nicht besprochen werden. Diese Untersuchung scheint eine Unterscheidung zwischen Harnwegsentzündungen mit und ohne Befall des Nierenparenchyms zu ermöglichen. Aufgrund einer längeren Beobachtung des Titerverlaufs kann in der Regel zwischen einer akuten und einer chronischen Pyelonephritis unterschieden werden. Außerdem gelingt es mit dieser Methode, auch akute und behandlungsbedürftige Schübe ohne kennzeichnende Harnbefunde zu erfassen. Die bisher vorliegenden Erfahrungsberichte zeigen bereits den großen diagnostischen Gewinn dieser noch zu wenig verbreiteten Methode, wenn sie auch für ein abschließendes Urteil noch nicht ausreichen.

Nierenfunktionsprüfungen

Die Funktionsreserven des Nierenparenchyms sind groß. Da die Pyelonephritis eine herdförmige und häufig einseitige Krankheit ist, führt sie bei Patienten ohne angeborene Anomalie am Harntrakt nur selten frühzeitig zu einer manifesten Niereninsuffizienz. Durch Funktionsprüfungen können diskrete Störungen bereits erfaßt werden, bevor es zu einer Erhöhung harnpflichtiger Stoffe im Blut kommt.

Konzentrationsversuch

Die Fähigkeit der Nieren, im Durstzustand einen konzentrierten Harn auszuscheiden, hängt von der Funktion der Tubuli ab, vor allem der distalen Abschnitte. In diesem Gebiet entwickeln sich bei einer Pyelonephritis eher Schäden als beispielsweise an den Glomeruli. Daher gehört der Konzentrationsversuch bei Patienten mit Harnwegsentzündung zu den aufschlußreichsten Nierenfunktionsprüfungen. Die Ergebnisse sind nur bei standardisiertem Untersuchungsgang ausreichend zuverlässig. In den ersten beiden Lebensjahren wird die Methode nur wenig eingesetzt; bei Säuglingen ist längeres Dursten nicht unbedenklich.

Die Untersuchung beginnt nach einem normalen Mittagsmahl mit Hungern und Dursten; lediglich ein trockenes Abendbrot ist erlaubt. Am Abend wird die Harnblase vor dem Zubettgehen entleert. Vom nächsten Morgen an wird jede Harnportion untersucht; die Bestimmung des spezifischen Gewichts ist am einfachsten, die der Osmolarität jedoch zuverlässiger. Bei der Bestimmung des spezifischen Gewichts muß die Temperatur des Harns berücksichtigt werden; oberhalb von 15 °C ist dem ermittelten Ergebnis für jeweils 3 °C eine Einheit zuzuzählen. Ein spezifisches Gewicht von mindestens 1027 oder eine Osmolarität von mindestens 900 mOsm/kg beweisen ein normales Konzentrationsvermögen der Nieren. Daher kann die Untersuchung beim Erreichen dieser Werte abgebrochen werden. In den meisten Fällen gibt schon der erste Morgenurin ausreichend hohe Ergebnisse. Die Empfehlungen der verschiedenen Autoren, wie lange man die Untersuchung im anderen Falle ausdehnen soll, wechseln. Bei einer Verlängerung muß man damit rechnen, daß ein Teil der Kinder unbemerkt trinkt. Eine Wiederholung ist daher in vielen Fällen ratsamer als die Ausdehnung einer begonnenen Untersuchung.

Phenolrotprobe

Bei der Phenolrotprobe wird festgestellt, wieviel Prozent einer intravenös injizierten Dosis des körperfremden Farbstoffes Phenolsulfonphthalein innerhalb von 15 Minuten in der Harnblase erscheinen. Die Ausscheidung erfolgt überwiegend im proximalen Tubulus. Die Ergebnisse sollen nur bei genügend großem Harnzeitvolumen verwertbar sein. Bei jungen Kindern gelingt die notwendige vollständige Blasenentleerung nur mit einem Katheter. Im ersten Trimenon ist die Methode unbrauchbar. Bei Kindern von mehr als 3 Monaten ist eine Phenolrotausscheidung von weniger als 20% pathologisch, von 20–25% verdächtig und von über 25% normal. Aus noch nicht geklärten Gründen wird die Phenolrotausscheidung nicht nur durch Nierenerkrankungen, sondern auch durch extrarenale Entzündungen beeinträchtigt.

In letzter Zeit wurde die Untersuchung der Phenolrotkonzentration im Blut nach intravenöser Injektion wieder aufgegriffen. Diese Methode befindet sich noch im Stadium der Erprobung.

Clearances

Eine genauere Beurteilung der Nierenfunktion ermöglichen die Clearances von Kreatinin, Harnstoff, Inulin oder PAH (Paraaminohippursäure). Auf Einzelheiten kann nicht eingegangen werden.

Provokation der Leukozytenausscheidung

Eine deutliche Vermehrung der Leukozytenausscheidung im Harn nach Injektion von Pyrogenen oder Prednisolon spricht für eine noch nicht vollständig abgeheilte Entzündung des Harntraktes. In der Mehrzahl der Fälle handelt es sich um eine Pyelonephritis, obschon der Befund für diese Krankheit nicht pathognomonisch ist. Die Bakterienmenge im Harn wird durch die Provokation nicht beeinflußt. Der Einsatz der Methode ist bei ohnehin pathologischen Leukozytenmengen im Harn sinnlos.

Die Provokation mit *Pyrogenen* führt wegen des meist auftretenden Fiebers zu einer Belästigung der Patienten. *Prednisolon* wird besser vertragen; Beweise dafür, daß es beim Menschen nach einmaliger Injektion zu der von manchen Autoren befürchteten Exazerbation und Progredienz einer chronischen Pyelonephritis kommt, liegen nicht vor. Nach den bisherigen Erfahrungen ist die Methode vor allem für die Therapiekontrolle chronisch-rezidivierender Harnwegsentzündungen wertvoll. Solange die Leukozytenausscheidung im Harn nach der Injektion von Prednisolon deutlich ansteigt, ist eine Beendigung der antibakteriellen Behandlung bedenklich.

Spezialambulanzen in Kliniken

In manchen Kliniken sind Sprechstunden für Patienten mit Harnwegsentzündung eingerichtet worden. Sie werden abgehalten von Ärzten mit besonderen Erfahrungen in der Diagnostik und Therapie dieser Krankheit. Alle Hilfsmittel einer Klinik können eingesetzt werden. Die erforderlichen Übereinkünfte mit Hausärzten und niedergelassenen Spezialisten sowie den kassenärztlichen Vereinigungen setzen guten Willen und Objektivität auf allen Seiten voraus. Wo ein Weg zur kollegialen Zusammenarbeit gefunden wird, kommt er dem Patienten zugute.

Individuelle Diagnose und Therapieplanung

Bei jedem Patienten mit Harnwegsentzündung muß die besondere Form der jeweils vorliegenden Krankheit mit allen für die Prognose voraussichtlich bedeutsamen Einzelheiten gekennzeichnet werden. Hierzu gehören vor allem:

Alter und Geschlecht;
Verlaufsform der Entzündung: akut? chronisch? chronisch-rezidivierend?
Art und Antibiotikaempfindlichkeit des Erregers.

Bei chronischer oder chronisch-rezidivierender Verlaufsform:
Erstes Auftreten und Häufigkeit von Schüben;
Im Vordergrund stehende Symptome;
Immer die gleiche oder wechselnde Keimart?
Immer die gleiche oder wechselnde Antibiotikaempfindlichkeit?
Frühere Behandlung: Operationen; Dosis, Dauer und Verträglichkeit
bei medikamentöser Behandlung.

Röntgenologische Befunde am Nierenparenchym: Destruktionen? Nierengröße? Harnabfluß? Kennzeichnung einer Abflußstörung;

Kennzeichnung der Nierenfunktion.

Ein Vorschlag für die übersichtliche Dokumentation dieser Befunde befindet sich im Anhang (S. 98).

Aufgrund einer derartigen Kennzeichnung der Krankheit kann ein sinnvoller individueller Therapieplan aufgestellt werden. Wenn mehrere therapeutische Maßnahmen erforderlich sind, gilt es, die zweckmäßigste Reihenfolge festzulegen. Bei Störungen des Harnabflusses besteht kaum Aussicht auf eine dauerhafte Heilung oder Besserung einer Harnwegsentzündung ausschließlich durch Antibiotika. Darum muß in jedem Fall eine möglichst rasche und möglichst weitgehende Normalisierung des Harnabflusses angestrebt werden. Manche Kinder haben so schwere morphologische oder funktionelle Anomalien, daß mehrere Operationen erforderlich sind. Bei ihnen sollte gemeinsam mit einem erfahrenen Operateur die zweckmäßigste Reihenfolge der Eingriffe festgelegt werden. Auch der Einsatz von Antibiotika muß bei Patienten mit Harnwegsentzündung individuell gehandhabt werden. Bei Neugeborenen ohne Anomalie am Harntrakt reicht beispielsweise eine 2–3 Wochen lange Behandlung aus, während zum Beispiel bei schulpflichtigen Mädchen mit vesikoureteralem Reflux und chronisch-rezidivierender Harnwegsentzündung eine Langzeittherapie unerläßlich ist. Aber nicht nur die Dauer der antibakteriellen Behandlung, auch die Auswahl des Medikaments ist den besonderen Verhältnissen jedes Einzelfalles anzupassen. Potentiell toxische Antibiotika sollten vor allem bei Niereninsuffizienz nicht verabreicht werden.

Bei der Langzeittherapie chronisch-rezidivierender Harnwegsentzündungen sollte man nach Möglichkeit unterscheiden zwischen Patienten mit von Schub zu Schub wechselnden Erregern (Neuinfektionen) und Patienten mit gleichbleibender Keimart (Relaps der nicht ausgeheilten Entzündung). Vieles spricht dafür, daß bei Patienten mit vorausgegangenen Neuinfektionen andere Formen der Langzeittherapie am aussichtsreichsten sind als bei Patienten mit vorausgegangenen Relapsen (S. 88).

Bausteine der Therapie

Bei der Behandlung von Harnwegsentzündungen müssen chirurgische und medikamentöse Maßnahmen nahtlos ineinandergreifen.

Chirurgische Behandlung

Die Erfolge von Operationen am Harntrakt sind bei Kindern besonders stark von den Erfahrungen des Operateurs bei Patienten dieser Altersstufe abhängig. Die meisten notwendigen Operationen können beim heutigen Stand der Operations- und Narkosetechnik auch schon bei Neugeborenen durchgeführt werden. Der Aufschub einer notwendigen Operation bringt dem Patienten oft mehr Nachteile als Gewinn.

Einzelheiten der Operationstechnik werden hier nicht besprochen. Wir beschränken uns auf die wichtigsten Gesichtspunkte der Operationsindikation.

Harnstauungen, Konkremente

Bei Konkrementen ist die Wahrscheinlichkeit eines spontanen Abgangs abzuschätzen, bei gering ausgeprägten Megaluretern ohne Reflux die Aussicht auf spontane Rückbildung. Bei anderen Harnstauungen ist meist eine sofortige Operation ratsam.

Vesikoureteraler Reflux

Ein vesikoureteraler Reflux verschwindet auch ohne Operation bei einem Teil der Patienten während einer antibakteriellen Behandlung. Andererseits beeinträchtigt ein längere Zeit bestehenbleibender Reflux die Aussichten einer medikamentösen Behandlung der Harnwegsentzündung und kann zu einer Schädigung des Nierenparenchyms führen. Es stehen heute Operationsmethoden zur Verfügung, mit denen ein Reflux in ungefähr 80–90% der Fälle beseitigt werden kann. Nach einem solchen Eingriff entwickelt sich so gut wie immer eine meist vorübergehende Harnstauung oberhalb des Operationsgebietes. Bei einem kleinen Teil der Patienten bleibt die Stauung bestehen und macht eine zweite Operation erforderlich. Aus diesen Gründen halten wir es nicht für ratsam, bei jedem vesikoureteralen Reflux unverzüglich zu operieren. Es gilt vielmehr, möglichst frühzeitig zwischen Patienten mit großen und geringen Aussichten einer Refluxrückbildung ohne Operation zu unterscheiden. Einzelheiten hierzu sind auf Seite 67 angegeben.

Ektope Uretermündungen distal vom Blasenhals führen häufig zu Harnstauungen, vesikoureteralem Reflux und unwillkürlichem, tropfenweisem Harnabgang. Daher stellen sie eine Operationsindikation dar.

Die Bedeutung einer *verminderten Dehnbarkeit der distalen Urethrawand* ist noch nicht ausreichend geklärt. Nach Berichten vieler Autoren kommt es nach einer Bougierung der Urethra oder einer Urethrotomie bei vielen dieser Patienten zu erstaunlichen Besserungen. Die Gründe sind unklar. Eine breitere Anwendung dieser operativen Behandlung kann beim derzeitigen Stande der Erfahrungen noch nicht empfohlen werden.

Antibakterielle Behandlung

Antibiotika sind die mit Abstand wichtigsten Medikamente bei der Behandlung von Harnwegsentzündungen. Sie unterscheiden sich in ihrer Wirksamkeit und Verträglichkeit erheblich voneinander. Wegen der fast unübersehbaren und immer noch größer werdenden Menge von Handelspräparaten kann leicht der Überblick verloren gehen. Wir verzichten auf eine vollständige Darstellung und beschränken uns auf den Versuch einer möglichst einfachen Orientierung, vor allem über ausreichend erprobte Medikamente.

Der Einfachheit halber unterscheiden wir nicht zwischen Antibiotika und Chemotherapeutika.

Initialbehandlung

Bei allen Patienten mit Harnwegsentzündung ist eine genügend lange Behandlung mit einem gegen den jeweiligen Erreger gut wirksamen Antibiotikum obligat. Rektale Applikation ist in jedem Fall unzureichend. Folgende Antibiotika haben sich besonders bewährt:

Ampicillin

Ampicillin ist ein oral und parenteral applizierbares, bakterizid wirkendes Antibiotikum. Unter den als Erreger von Harnwegsentzündungen in Betracht kommenden Keimen wirkt es zuverlässig gegen Enterokokken und Proteus mirabilis; gegen E. coli ist es in der Mehrzahl der Fälle gut wirksam, gegen Proteus vulgaris, rettgeri und morgani sowie gegen Klebsiella-Aerobacter und Pseudomonas aeruginosa dagegen unwirksam. Wegen der bei E. coli und Proteus als den häufigsten Erregern von Harnwegsentzündungen vorkommenden Empfindlichkeitsunterschiede kann auf eine Empfindlichkeitsbestimmung nicht verzichtet werden.

Bei der Behandlung von Harnwegsentzündungen hat sich eine Dosis von 100 mg pro kg/Tag in 4 Einzeldosen bei oraler und parenteraler Applikation bewährt. Im Blut kommt es zu Konzentrationen um 5 γ/ml, im Harn um 1000 γ/ml; insgesamt werden 30–50% der verabreichten Menge in aktiver Form im Harn ausgeschieden.

Die häufigste unerwünschte Wirkung besteht in einem Exanthem, das in der Regel zwischen dem 8. und 12. Tag nach Behandlungsbeginn auftritt und ein sehr verschiedenes Aussehen haben kann. Bei unseren eigenen Patienten beobachteten wir es in 15% der Fälle. Nach den Angaben einzelner Autoren verschwindet es auch bei Fortsetzung der Ampicillinbehandlung meist. Wir halten dennoch einen Wechsel des Medikamentes bei den ersten Zeichen eines Exanthems für angebracht. Bei späterer Behandlung mit dem gleichen Medikament wiederholt sich das Exanthem nur in einem Teil der Fälle. Brechreiz, Übelkeit, Durchfälle, Vulvitis und Dermatitis in der Analregion treten bei einem geringen Teil der Patienten auf. Toxische Wirkungen scheint Ampicillin nach den bisherigen Erfahrungen nicht zu haben; bei zwei im Schrifttum beschriebenen Patienten mit Agranulozytose nach Ampicillinbehandlung fehlt unseres Erachtens ein Beweis für den ursächlichen Zusammenhang (GRAF u. Mitarb. 1968, STILLE 1969). Besonders hervorzuheben ist, daß auch bei Neugeborenen und Patienten mit Niereninsuffizienz keine Gefahr toxischer Schäden besteht.

Vorteile:

Bequeme Applikationsform; gute Wirksamkeit bei den meisten Erregern einer Harnwegsentzündung; keine Toxizität; keine erhöhte Gefährdung von Säuglingen oder bei Niereninsuffizienz; keine Bedenken gegen wiederholte Behandlungen (außer bei Exanthemen).

Nachteile:

Häufig Exantheme.

Chloramphenicol

Chloramphenicol ist ein oral und parenteral applizierbares, bakteriostatisch wirksames Antibiotikum. Pseudomonas aeruginosa ist so gut wie immer unempfindlich; von den anderen als Erreger einer Harnwegsentzündung vorkommenden Keimen ist ein von Spezies zu Spezies wechselnder großer Prozentsatz empfindlich. Ohne Resistenzbestimmung ist eine Voraussage über die Wirksamkeit im Einzelfall nicht möglich. Bei Harnwegsentzündungen hat sich eine Dosis von ungefähr 50 mg/kg/Tag in 4 oralen oder parenteralen Einzeldosen im allgemeinen bewährt. Es kommt hierbei zu Blutkonzentrationen bis zu 6 γ/ml, während im Harn 50–250 γ/ml aktives Chloramphenicol ausgeschieden wird.

Bei Neugeborenen und bei Patienten mit gestörter Leberfunktion darf nur eine geringere Dosis verabreicht werden. Für Neugeborene besteht bei einer Tagesdosis über 25 mg/kg die Gefahr eines lebensgefährlichen Kreislaufkollapses. Die ersten Symptome sind Abfall der Körpertemperatur bei heftigem Schwitzen, aschgraue Hautfarbe (Gray-Syndrom), aufgetriebener Leib, oberflächliche und unregelmäßige Atmung, Muskelhypotonie, Erniedrigung des Blutdruckes; bei Fortsetzung der Chloramphenicolbehandlung kommt es zum Exitus, nach Absetzen des Medikamentes verschwinden die Symptome in wenigen Tagen. Ursachen dieser Intoxikation sind die Unreife des Glukuronyltransferasesystems in der Leber und die Ausscheidungsschwäche der Nieren des Neugeborenen, die zu einer starken Kumulation führen.

In jedem Lebensalter besteht die Gefahr der toxischen Knochenmarksschädigung durch Chloramphenicol. Aplastische Anämien, Leukopenien und Thrombopenien sind isoliert und kombiniert miteinander beobachtet worden. Eine isolierte Depression der Erythropoese, die weitgehend dosisabhängig ist, erweist sich in der Regel als reversibel. In seltenen Fällen blieb die Knochenmarksschädigung jedoch irreversibel und führte zum Tode, manchmal erst nach wochen- oder monatelanger Latenz. Wegen der Gefahr der Knochenmarksläsion sollte Chloramphenicol heute nur noch verabreicht werden, wenn weniger gefährliche Medikamente nach dem Ergebnis der Empfindlichkeitsbestimmung keine ausreichende Wirksamkeit versprechen. Eine Gesamtdosis von 700 mg/kg oder 30 g sollte nur bei vitaler Indikation überschritten werden. Blutbildkontrollen während und nach der Behandlung sind erforderlich. Eine Kombination mit anderen Medikamenten, die das Knochenmark schädigen können, ist zu vermeiden (z. B. Zytostatika, Hydantoine). Für Patienten mit Blutkrankheiten muß ganz von Chloramphenicol abgeraten werden. Weil ein beträchtlicher Teil des Chloramphenicols in der Leber abgebaut wird, besteht bei Schädigungen der Leberfunktion die Gefahr der Kumulation und einer Häufung von Knochenmarksschädigungen. Resistenzsteigerungen unter der Behandlung sind selten.

Vorteile:

Bequeme Darreichungsform, gute Wirksamkeit bei einem großen Teil der Erreger.

Nachteile:

Gefahr teilweise lebensgefährlicher toxischer Schädigungen des Knochenmarkes; Gefahr einer lebensgefährlichen Kumulation bei Neugeborenen durch eine Dosis von mehr als 25 mg/kg/Tag; Gefahr der Kumulation bei Leberfunktionsschädigung; Bedenken gegen wiederholte Behandlungen.

Sulfonamide

Die Sulfonamide sind oral und parenteral applizierbare bakteriostatisch wirksame Chemotherapeutika. Gut empfindlich ist ein großer Teil von E. coli, Proteus mirabilis und vulgaris und ein geringer Teil von Klebsiella-Aerobacter, während Pseudomonas aeruginosa und Enterokokken fast immer unempfindlich sind. Die Übereinstimmung zwischen den Ergebnissen der Empfindlichkeitsbestimmung und der Behandlung beim Menschen ist schlechter als bei den Antibiotika im strengen Sinne des Wortes.

Während die zahlreichen im Handel befindlichen Sulfonamide in ihrer Wirkung auf Bakterien gut übereinstimmen, bestehen erhebliche Unterschiede in der Pharmakokinetik. 3 verschiedene Typen sind zu unterscheiden:

1. *Kurzzeitsulfonamide* mit einer Halbwertszeit bis zu 8 Stunden. Bei ihnen sind häufige Gaben hoher Dosen erforderlich. Es kommt zu hohen Konzentrationen im Blut und Harn.

2. *Langzeitsulfonamide* mit einer Halbwertszeit von mehr als 24 Stunden. Wegen einer starken Rückresorption in den Nierentubuli sind Dosis und Anzahl der Einzelgaben gering. Die Konzentrationen im Blut sind hoch, im Endharn dagegen niedrig.

3. *Mittelzeitsulfonamide* mit einer Halbwertszeit zwischen 8 und 24 Stunden nehmen eine Mittelstellung ein.

Antibakteriell wirksam ist nur unverändertes, nicht an Eiweiß gebundenes Sulfonamid. Der Anteil glukuronisierten, azetylierten und an Eiweiß gebundenen Medikaments an der Gesamtkonzentration wechselt von einem Sulfonamid zum anderen erheblich.

Dosierungsvorschläge für Kurzzeitsulfonamide:

　　　bis zum 6. Lebensjahr　　0,2 g/kg/Tag
　　　von 6 Jahren an　　0,1–0,15 g/kg/Tag

Säuglinge bekommen zwei Tagesdosen, ältere Kinder 4 Tagesdosen.

Für die Langzeit- und Mittelzeitsulfonamide können wegen der erheblichen Unterschiede in der Halbwertszeit keine allgemein gültigen Dosierungsvorschläge gegeben werden. Da eine fehlerhafte Dosierung schwerwiegende Folgen haben kann, muß man sich im Einzelfall genau informieren.

Die Verträglichkeit der Sulfonamide ist im allgemeinen gut. In den ersten 4 Lebenswochen sind sie jedoch wegen altersspezifischer unerwünschter Wirkungen kontraindiziert; sie erhöhen in diesem Alter wegen der kompetitiven Verdrängung unkonjugierten Bilirubins aus der Albumin-Bindung die Gefahr eines Kernikterus und können gelegentlich zu Heinz-Körper-Bildung sowie verstärkter Hämolyse führen. Die Gefahr einer Methämoglobinämie besteht bei den modernen Sulfonamiden nicht mehr in nennenswertem Ausmaß. Bei Niereninsuffizienz, Exsikkose, Leberparenchymschäden, Favismus und Hämoglobinanomalien (HbF u. HbZ) sind Sulfonamide in jedem Lebensalter kontraindiziert.

Bei langdauernder Behandlung sind Resistenzsteigerungen gegenüber Sulfonamiden beobachtet worden.

Vorteile:

> Bequeme Applikationsmöglichkeit; Wirksamkeit gegen einen großen Teil der als Erreger in Betracht kommenden Keime; im allgemeinen gute Verträglichkeit – keine Bedenken gegen wiederholte Verabreichung.

Nachteile:

> Kontraindikation in den ersten 4 Lebenswochen sowie bei Niereninsuffizienz, Exsikkose, Leberparenchymschäden, Favismus und Hämoglobinanomalien; geringe Zuverlässigkeit der Empfindlichkeitsbestimmungen.

Tetracycline

Die Tetracycline sind oral und parenteral applizierbare, bakteriostatisch wirksame Antibiotika. Ihr Wirkungsspektrum stimmt weitgehend mit dem des Chloramphenicol überein. Gegenüber Proteus ist die Wirksamkeit jedoch durchweg geringer als bei Chloramphenicol. Da die Empfindlichkeit gegenüber Tetracyclinen innerhalb der gleichen Spezies von Keim zu Keim variieren kann, ist eine Empfindlichkeitsbestimmung unerläßlich.

Während die antibakterielle Wirksamkeit der verschiedenen Tetracycline übereinstimmt, bestehen Unterschiede in der Pharmakokinetik und darum auch in der Dosierung. Bei oraler Applikation sollten beispielsweise von Tetracyclin und Oxytetracyclin 30 mg/kg/Tag in 4 Einzeldosen verabreicht werden, von Demethyltetracyclin 15–20 mg/kg/Tag in 2 Dosen. Im Blut werden durchweg Konzentrationen von ungefähr 2 γ/ml erreicht, während im Harn 10–25% der oralen Dosis in aktiver Form ausgeschieden werden (100 bis 300 γ/ml). Für die nur ausnahmsweise bei der Behandlung von Harnwegsentzündungen ratsame intramuskuläre oder intravenöse Injektion sind 10 mg/kg/Tag Tetracyclin, Oxytetracyclin oder Rolitetracyclin in 2–3 Einzeldosen zu empfehlen.

Bei den Tetracyclinen treten in den ersten Lebensjahren altersspezifische, unerwünschte Wirkungen an den Zähnen auf. Wegen der besonderen Affinität zu kalzifizierendem Gewebe lagern sich diese Antibiotika in Schmelz und Dentin noch in Entwicklung begriffener Zähne ein. Hierdurch kommt es zu einer irreversiblen und kosmetisch störenden Gelbverfärbung, nach den Beobachtungen mancher Autoren auch zu einer verstärkten Kariesanfälligkeit. Daher sollten Tetracycline in den ersten 6, zumindest aber in den ersten 4 Lebensjahren und bei Schwangeren nur verabreicht werden, wenn andere, weniger bedenkliche Antibiotika nicht ausreichend wirksam sind. Zu diesen altersspezifischen unerwünschten Wirkungen kommen in allen Lebensabschnitten verhältnismäßig häufig Erbrechen und Durchfall. Photodermatosen treten seltener auf. Bei Niereninsuffizienz besteht die Gefahr der Leberschädigung (Fettleber) durch Kumulation. Intramuskuläre Injektionen sind häufig schmerzhaft, intravenöse führen nicht selten zu Reizungen der Venenwand.

Resistenzsteigerungen unter der Therapie sind selten.

Vorteile:

Bequeme Applikationsmöglichkeit; Wirksamkeit bei vielen der in Betracht kommenden Erregerspezies; hohe Konzentrationen in Blut und Harn; jenseits der ersten 6 Lebensjahre und außerhalb von Schwangerschaften keine Bedenken gegen wiederholte Behandlung.

Nachteile:

Gefahr irreversibler Schmelzdefekte im Wechselgebiß und im bleibenden Gebiß bei Behandlung in den ersten 4–6 Lebensjahren und in der Schwangerschaft; verhältnismäßig häufig Durchfall; Gefahr der Photodermatosen; Gefahr der Leberschädigung bei Kumulation infolge Niereninsuffizienz.

Die Kombination von Trimethoprim und Sulfamethoxazol

Trimethoprim und das Mittelzeitsulfonamid Sulfamethoxazol hemmen auf zwei verschiedenen Wegen die Folsäuresynthese der Bakterien und potenzieren sich in ihrer antibakteriellen Wirkung. In Kombination miteinander sind sie nach den bisher vorliegenden Ergebnissen bakteriologischer und klinischer Untersuchungen gut wirksam gegen E. coli, Proteus, Klebsiella-Aerobacter und Staphylokokken; entgegen einigen Angaben im Schrifttum sind nach unseren Erfahrungen Enterokokken und Pseudomonas aeruginosa unempfindlich. Wegen des Antagonismus gegenüber der Folsäuresynthese sind die bisherigen klinischen Untersuchungen unter besonders sorgfältiger Kontrolle durchgeführt worden. Nur selten traten Leukozytopenie oder Thrombozytopenie sowie Übelkeit, Erbrechen oder Exantheme auf.

Nach den bisher vorliegenden Erfahrungen scheint das Kombinationspräparat für die Behandlung von Harnwegsentzündungen besonders geeignet zu sein. Bei aplastischen Bluterkrankungen und bei Säuglingen im ersten Lebensmonat raten wir von diesem Medikament ab.

Bei der Dosierung kann man sich ausschließlich am Trimethoprimgehalt des Kombinationspräparates orientieren; Säuglinge erhalten 2,5 mg/kg/Tag Trimethoprim, ältere Kinder 5 mg/kg/Tag in 2 Tagesdosen.

Weitere Erfahrungen, vor allem aber vergleichende Untersuchungen müssen zeigen, welcher Platz diesem Kombinationspräparat unter den zur Verfügung stehenden antibakteriellen Medikamenten bei der Behandlung von Harnwegsentzündungen zukommt.

Initialbehandlung bei Problemkeimen

Einige Erreger von Harnwegsentzündungen sind gegenüber den besprochenen Antibiotika so gut wie immer resistent. Die wichtigsten derartigen Problemkeime sind Pseudomonas aeruginosa, einige Proteusarten, Klebsiella-Aerobacter und der

Sproßpilz Candida albicans. Sie kommen vor allem bei Patienten mit Harnstauungen vor, besonders nach Operationen und während Behandlungen mit einem Dauerkatheter. Die Behandlung von Candida albicans-Infektionen sollte wegen der beträchtlichen Schwierigkeiten Kliniken vorbehalten bleiben. In der bislang unbefriedigenden Bekämpfung der genannten Bakterien brachte die Einführung von Gentamycin und Carbenicillin wichtige Fortschritte; beide Antibiotika wirken bakterizid und müssen parenteral appliziert werden.

Carbenicillin

Carbenicillin scheint nach den bisherigen Erfahrungen nicht toxisch zu sein. Zu seinem antibakteriellen Spektrum gehören die meisten Proteusarten und Colistämme, Pseudomonas aeruginosa, Aerobacter und Enterokokken, jedoch nicht Klebsiellen sowie ein Teil von E. coli und Proteus rettgeri. Normalerweise reicht eine Dosis von 200 mg/kg/Tag in 3–4 Einzeldosen aus; in Einzelfällen ist eine Verdoppelung ratsam. Intramuskuläre Injektionen sind schmerzhaft und führen in einem Teil der Fälle zu Infiltrationen; sie sind nur bis zu einer Tagesdosis von 200 mg/kg und bei Benutzung eines Lokalanästhetikums als Lösungsmittel zumutbar. Bei höherer Dosis sollte das Antibiotikum intravenös appliziert werden, am besten in Form von Infusionen.

Vorteile:

Keine Toxizität, daher sehr hohe Dosis und Wiederholung der Behandlung ohne Bedenken möglich.

Nachteile:

Keine Wirkung gegen Klebsiellen sowie einen Teil von E. coli und Proteus rettgeri; lokale Verträglichkeit bei intramuskulärer Injektion läßt zu wünschen übrig.

Gentamycin

Gentamycin hat den Vorteil des besonders breiten Wirkungsspektrums. Dieses umfaßt außer Proteus mirabilis und einigen Enterokokken alle als Erreger von Harnwegsentzündungen infrage kommenden Bakterien. Die lokale Verträglichkeit bei der intramuskulären und intravenösen Applikation ist gut. Es wurden jedoch vereinzelt toxische Schädigungen des N. vestibulocochlearis sowie bei Niereninsuffizienz auch der Nieren beobachtet; bei Niereninsuffizienz ist Gentamycin daher kontraindiziert. Die Tagesdosis beträgt bei Säuglingen 2,0 mg/kg/Tag und bei älteren Kindern 1,5 mg/kg/Tag in 3 Einzeldosen. Eine Behandlungsdauer von 2 Wochen soll möglichst nicht überschritten werden.

Vorteile:

> Zuverlässige Wirkung gegen fast alle Bakterien, die als Erreger von Harn-
> wegsentzündungen in Betracht kommen; gute lokale Verträglichkeit bei
> intramuskulärer Injektion.

Nachteile:

> Toxische Schäden möglich; Vorsicht bei wiederholter Behandlung; keine
> Wirkung gegen Proteus mirabilis und einige Enterokokken.

Eine Behandlung mit Carbenicillin oder Gentamycin ist nur bei empfindlichen
Erregern gerechtfertigt, die gegenüber leichter applizierbaren und besser verträg-
lichen Antibiotika keine ausreichende Wirkung zeigen. Manchmal ist mit einer
Kombination von Gentamycin und Carbenicillin noch ein guter Erfolg bei Pseu-
domonasinfektionen zu erzielen, wenn jedes für sich allein versagt.

Praktische Durchführung der Initialbehandlung

Häufig wird das Ergebnis der Keimidentifizierung und Empfindlichkeitsbestimmung erst nach Sicherung der Diagnose bekannt. Wenn die Behandlung keinen
Aufschub duldet, muß man schon vor Eintreffen dieser Befunde mit einem un-
gefährlichen und voraussichtlich gut wirksamen Antibiotikum beginnen. Hierfür sind aufgrund ihres breiten Wirkungsspektrums und der guten Verträglichkeit
zum Beispiel Ampicillin und Sulfonamide gut geeignet. Die Entscheidung über die
endgültige Behandlung fällt aufgrund der Empfindlichkeitsbestimmung und der
bakteriologischen Harnuntersuchung am 3. Tage nach Behandlungsbeginn. Wenn
die Bakteriurie am 3. Behandlungstag nicht verschwunden ist, sollte man in
jedem Fall das Medikament wechseln. Bei Sulfonamiden, die innerhalb von 3 Tagen zu einer Normalisierung des bakteriologischen Harnbefundes geführt haben,
ist meist trotz eines ungünstigen Ergebnisses der Empfindlichkeitsbestimmung
eine Fortsetzung der Behandlung zu vertreten. Dagegen sollte man Antibiotika
im engeren Wortsinn mit ungenügender Wirksamkeit bei der Empfindlichkeitsbestimmung immer durch wirksamere ersetzen. Bei Erregern mit guter Empfindlichkeit gegenüber mehreren Antibiotika müssen Verträglichkeit und Bequem-
lichkeit der Applikation den Ausschlag geben.
Normalerweise dauert eine Initialbehandlung 3 Wochen; bei Gentamycin und
Chloramphenicol sollte sie dagegen in der Regel auf 14 Tage beschränkt bleiben.
Bei Kindern mit dem ersten beobachteten Schub einer Harnwegsentzündung
reichen meist 2 Wochen aus.
Eine Initialbehandlung darf erst als erfolgreich abgeschlossen gelten, wenn Kontrolluntersuchungen mindestens 3 oder 4 Tage nach Ende der Therapie normal
ausgefallen sind. Wenn die Kontrolluntersuchungen nach dieser medikamenten-
freien Zeit pathologische Ergebnisse bringen, ist eine nochmalige mindestens
3 Wochen lange Behandlung entsprechend dem Ergebnis einer Empfindlichkeitsbestimmung erforderlich.

Langzeitbehandlung

Die Häufigkeit neuer Schübe ist bei Harnwegsentzündungen auch nach sorgfältiger Initialbehandlung groß, besonders bei Patienten mit Anomalien des Harntraktes oder mit Destruktionen des Nierenparenchyms. Durch eine Langzeitbehandlung kann die Prognose verbessert werden. Folgende Medikamente kommen in Betracht:

Nalidixinsäure

Die Nalidixinsäure ist ein ausschließlich oral applizierbares, bakterizid wirkendes Chemotherapeutikum. Von den als Erreger einer Harnwegsentzündung in Betracht kommenden Keimarten sind Pseudomonas aeruginosa und Enterokokken resistent, die anderen dagegen, abgesehen von geringen Prozentsätzen primär resistenter Varianten, empfindlich. Für die Langzeitbehandlung kommt eine Dosis von 25–30 mg/kg/Tag in 2–4 Einzeldosen in Betracht. Wegen der raschen Elimination durch die Nieren erreicht man keine therapeutisch wirksamen Konzentrationen im Blut, wohl aber im Harn. Die Verträglichkeit ist bei dieser Dosierung im allgemeinen befriedigend. Nur verhältnismäßig selten treten Erbrechen, Übelkeit oder Exantheme auf. Bei Niereninsuffizienz, beeinträchtigter Leberfunktion und Epilepsie sollte das Medikament nicht verabreicht werden. Ob die von GOLL u. ROHWEDDER (1970) bei einer Tagesdosis von 60 mg/kg vorwiegend im ersten Trimenon beobachteten Kollapserscheinungen mit Atemdepression und metabolischer Acidose auch bei der für eine Langzeitbehandlung ausreichenden geringeren Dosis vorkommen können, ist noch nicht bekannt.

Rasche Resistenzsteigerungen sind bei Klebsiella nicht selten.

Vorteile:

Breites Wirkungsspektrum, hohe Konzentration im Harn.

Nachteile:

Neigung zu rascher Resistenzsteigerung; Kontraindikation bei Niereninsuffizienz, Leberinsuffizienz und Epilepsie; Zurückhaltung bei jungen Säuglingen; geringe Konzentrationen im Blut.

Nitrofurantoin

Nitrofurantoin ist ein bakterizid wirksames Chemotherapeutikum, für das bei der Langzeitbehandlung von Harnwegsentzündungen nur die orale Applikation in Betracht kommt. Außer gegen Pseudomonas aeruginosa und einem Teil von Proteus ist es bei den Erregern von Harnwegsentzündungen durchweg gut wirksam. Für die Langzeitbehandlung beträgt die Dosis 2–3 mg/kg/Tag in 2–4 Einzelgaben. Therapeutisch wirksame Konzentrationen im Blut kommen nicht zustande; dagegen findet man im Harn hohe Konzentrationen, zum großen Teil in antibakteriell wirksamer Form.

Bei ungefähr 15% der Behandelten kommt es zu Verschlechterungen des Appetits, Übelkeit und Kopfschmerzen. Vor allem bei Niereninsuffizienz kann infolge einer Kumulation eine Polyneuritis auftreten. Andere unerwünschte Wirkungen sind sehr selten.

Resistenzsteigerungen kommen nur selten vor.

Vorteile:

Breites Wirkungsspektrum; seltene Resistenzsteigerung; bequeme Applikation.

Nachteile:

Kontraindikation bei Niereninsuffizienz; keine wirksame Konzentration im Blut; relativ häufig ungefährliche und reversible, aber subjektiv stark störende unerwünschte Wirkungen.

Praktische Durchführung einer Langzeitbehandlung

Bei Patienten mit dem ersten beobachteten Schub einer Harnwegsentzündung ohne Anomalie am Harntrakt und ohne Destruktion von Nierenparenchym halten wir nach Beendigung der Initialbehandlung eine Langzeitbehandlung in der Regel nicht für erforderlich.

Patienten mit mehreren vorausgegangenen Schüben einer Harnwegsentzündung, Anomalien am Harntrakt (z. B. vesikoureteraler Reflux) oder Destruktion von Nierenparenchym sollten nach unseren Erfahrungen nach Ende der Initialbehandlung mindestens 1 Jahr einer Langzeitbehandlung unterzogen werden. Bei Kindern und Jugendlichen ohne röntgenologisch nachweisbare Destruktion von Nierenparenchym beruhen die meisten neuen Schübe auf Neuinfektionen. Daher scheint bei ihnen die ungezielte, kontinuierliche Verabreichung eines Antibiotikums mit breitem Wirkungsspektrum, hohen Harnkonzentrationen und geringer Neigung zur Resistenzentwicklung die besten Aussichten zu bieten. Zunächst in monatlichen, später in vierteljährlichen Abständen sollte das Medikament für einige Tage abgesetzt und der Harn untersucht werden. Solange eine Störung des Harnabflusses besteht, ist eine Beendigung der Langzeitbehandlung mit einem erheblichen Risiko belastet. Bei Patienten mit normalem Harnabfluß kann eine Beendigung der Langzeitbehandlung erwogen werden, wenn seit dem letzten behandlungsbedürftigen Schub mindestens die doppelte bis dreifache durchschnittliche Zeit zwischen den Schüben vor Behandlungsbeginn und mindestens 1 Jahr vergangen ist. Eine pauschale Festlegung der Behandlungsdauer ist nicht möglich.

Bei Patienten mit röntgenologisch nachweisbarer Destruktion von Nierenparenchym ist die Durchblutung der entzündlichen Herde vielfach unzureichend. Daher ist es nicht verwunderlich, daß trotz intensiver Initialbehandlung lebende Erreger im Nierenparenchym zurückbleiben können. Bei derartigen Patienten beruhen neue Schübe der Harnwegsentzündung häufig auf einer Exazerbation der nicht eliminierten alten Infektion. Daher empfehlen wir, Patienten mit Destruktion von Nierenparenchym und gleichbleibender Keimart bei neuen Schüben der Harnwegsentzündung zusätzlich zur ungezielten, kontinuierlichen Langzeittherapie in regelmäßigen Abständen ein gegen den jeweiligen Erreger gut wirksames Antibiotikum in voller Dosis zu verabreichen; je nach der Stärke der Relapsneigung kommt alle 4–12 Wochen eine hochdosierte Behandlung für 1 Woche in Betracht.

Allgemeinbehandlung

Ob die äußerliche Anwendung von Wärme in der Nierengegend und eine Behandlung mit Kurzwellen oder ähnlichen physikalischen Maßnahmen Gewinn bringt, scheint uns zweifelhaft zu sein.

Die aus der Volksmedizin stammenden Tees sowie die Harnantiseptika sind zur alleinigen Behandlung von Harnwegsentzündungen ungeeignet; sie lindern die subjektiven Symptome in manchen Fällen.

Patienten mit Harnwegsentzündung gehören ins Bett, solange sie Fieber haben. Einige Tage nach Abklingen der akuten Symptome können sie meist schon vor Ende einer Initialbehandlung die Schule besuchen oder leichter Arbeit nachgehen.

Zusätzliche Erkrankungen außerhalb des Harntrakts können die Abwehrkraft des Organismus beeinträchtigen und die Gefahr neuer Schübe einer Harnwegsentzündung vergrößern. Darum sollten zusätzliche Erkrankungen besonders sorgfältig behandelt werden. Dagegen ist es überflüssig, routinemäßig eine »Fokussuche« oder gar eine »Fokussanierung« durchführen zu lassen.

Sehr weit verbreitet ist die Meinung, Patienten mit Harnwegsentzündung müßten besonders warm angezogen werden. Abkühlungen durch Nässe oder ungenügende Bekleidung scheinen zwar gelegentlich an der Auslösung neuer Schübe einer chronisch-rezidivierenden Harnwegsentzündung beteiligt zu sein. Damit ist aber die

Notwendigkeit einer besonders warmen Kleidung keineswegs bewiesen. Die Kleidung soll der Witterung angepaßt sein und sowohl Auskühlungen als auch heftiges Schwitzen möglichst vermeiden.

Leichter Sport und ein kurzes Freibad in ausreichend warmem Wasser braucht Patienten mit chronischer oder chronisch-rezidivierender Harnwegsentzündung in der Regel nicht verboten zu werden. Wir beschränken allerdings den Aufenthalt im Wasser auf 15 Minuten und empfehlen den Patienten, sich anschließend sofort sorgfältig abzutrocknen und umzukleiden.

Die Ernährung

Die Ernährung muß dem Blutdruck und der Nierenfunktion angepaßt sein.

Insgesamt wird heute mit diätetischen Vorschriften bei Harnwegsentzündungen mehr geschadet als genützt. Eine sogenannte Nierenschonkost, die bei jeder Form von Nierenerkrankung oder auch nur bei allen Harnwegsentzündungen optimal ist, gibt es nicht. Routinemäßige Beschränkungen der Flüssigkeits- und Kochsalzzufuhr sind nutzlos und häufig sogar schädlich.

Harnwegsentzündung ohne Hypertonie und ohne Niereninsuffizienz

Es ist keine Diät erforderlich, insbesondere keine Einschränkung der Zufuhr von Eiweiß, Kochsalz oder Flüssigkeit.

Chronische Pyelonephritis mit kompensierter Niereninsuffizienz

Die Eiweißzufuhr muß vorübergehend auf den für Wachstum und Regeneration erforderlichen Mindestbedarf eingeschränkt werden. Dabei ist der im Wachstumsalter gegenüber dem späteren Leben größere Proteinbedarf zu berücksichtigen. Die Kalorienzufuhr sollte den Energiebedarf decken, weil der Körper sonst zur Verbrennung von Organeiweiß gezwungen wird; hierdurch würde infolge des vermehrten Angebots an stickstoffhaltigen harnpflichtigen Stoffen die Belastung der nur vermindert funktionsfähigen Niere vermehrt. Nach einer 1 bis 2 Wochen langen Reduzierung der Eiweißzufuhr werden Harnstoff-N oder Harnstoff im Blut kontrolliert. Bei normalem Wert wird das Eiweißangebot langsam erhöht. Sobald es hierbei wieder zu einem Anstieg der Abbauprodukte im Blut kommt, muß das Angebot auf die gerade noch tolerierte Menge reduziert werden.

Die Flüssigkeits- und Mineralzufuhr muß sich bei jedem Patienten den jeweiligen Gegebenheiten anpassen. Patienten mit Polyurie brauchen reichlich Flüssigkeit, Kochsalz und Kalium. Regelmäßige Kontrollen der Flüssigkeitsbilanz und der

Mineralien im Serum sind erforderlich. Bei Oligurie müssen dagegen Flüssigkeit, Kalium und gegebenenfalls auch Natrium eingeschränkt werden. An Flüssigkeit wird zuzüglich zur Urinmenge des Vortages bei Säuglingen etwa 100 und bei Schulkindern etwa 500 ml pro Tag verordnet. Die Kalium- und Natriummenge richtet sich nach den Ergebnissen der Kontrolluntersuchungen.

Chronische Pyelonephritis mit dekompensierter Niereninsuffizienz

Bei diesen Patienten ist eine Kostregulierung während stationärer Beobachtung erforderlich und anschließend bei regelmäßigen Kontrolluntersuchungen beizu-behalten.

Hypertonie

Eine salzarme Kost ist erforderlich, aber bei Kindern und Jugendlichen ambulant in der Regel nicht in ausreichendem Maße durchzusetzen. Während einer Be-handlung mit Saluretika ist eine Lockerung der Vorschriften zu verantworten.

Behandlung einer Enuresis

Bei einem beträchtlichen Teil der Patienten mit Harnwegsentzündung verschwin-det das Symptom Enuresis auch nach erfolgreicher Behandlung der Entzündung nicht. Die Behandlung einer Enuresis sollte zunächst mit vorsichtigen pädagogi-schen Maßnahmen begonnen werden. Bei Patienten mit *Enuresis nocturna* kommt man vielfach zum Ziel, indem man vom Nachmittag an keine Flüssigkeiten und keine flüssigkeitsreichen Speisen mehr erlaubt. Manche Kinder bleiben trocken, wenn sie abends spät noch einmal zur Blasenentleerung geweckt werden. Manch-mal kommt man mit Atropin zum Ziel. Das derzeit wirksamste Medikament ist Imipramin in einer Dosis von 2 mg/kg/Tag. Leider stellt sich nach Ende einer Imipraminbehandlung so gut wie immer ein Rezidiv ein. Eine langdauernde Be-handlung mit einem so komplex wirksamen Medikament scheint nicht unbedenk-lich zu sein. Nachhaltige Besserung bringt vielfach eine Behandlung mit Weck-apparaten (z. B. Weckmatratze der Firma Kirchner und Wilhelm, Stuttgart); nach unseren Erfahrungen übernahmen Krankenkassen die Kosten bei Vorlage einer ärztlichen Bescheinigung.

Bei Patienten mit *Enuresis diurna* setzt der Harndrang oft sehr plötzlich und so stark ein, daß die Miktion nicht bis zum Erreichen der Toilette unterdrückt werden kann. Diese Kinder müssen dazu erzogen werden, schon vor Auftreten von Harndrang regelmäßig die Blase zu entleeren.

Blasenentleerung bei Restharn

Bei Patienten mit Restharn ist eine möglichst weitgehende Normalisierung der Blasenentleerung ein sehr wichtiger Bestandteil der Behandlung. Das Ausmaß des Restharns kann vielfach durch mehrmals wiederholte Miktionen erheblich vermindert werden. Zwischen den einzelnen Miktionen sollen die Patienten einige Schritte laufen. Außerdem kann die Blasenentleerung durch manuelle Kompression des unteren Abdomens unterstützt werden; ältere Kinder sind hierzu selber imstande, während diese Maßnahme bei Säuglingen und Kleinkindern von der Mutter durchgeführt werden muß.

Therapiekontrolle

Subjektives Befinden und Ergebnis der Allgemeinuntersuchung sind bei der Harnwegsentzündung zur Beurteilung des Behandlungserfolges nur mit großen Ein-
schränkungen brauchbar. Wenn 3 Tage nach Behandlungsbeginn keine Besserung
eingetreten ist, müssen die eingesetzten Medikamente zwar als unzureichend wirksam betrachtet und durch andere ersetzt werden. Umgekehrt ist aber eine Normalisierung des subjektiven Befindens und der Befunde einer Allgemeinuntersuchung kein Beweis für die Wirksamkeit der durchgeführten Behandlung. Daher
sollten bei allen Patienten mit Harnwegsentzündung in regelmäßigen Abständen
sorgfältige Harnuntersuchungen durchgeführt werden. Antikörperbestimmungen
und röntgenologische Untersuchungen erhöhen die Zuverlässigkeit der Therapiekontrolle.

Harnuntersuchungen

In der Methodik der Harnuntersuchungen ergeben sich keine Unterschiede gegenüber der Diagnostik von Harnwegsentzündungen (S. 10 ff).

Wir empfehlen eine erste Kontrolluntersuchung 3 Tage nach Behandlungsbeginn.
Wenn die Bakterienmenge sich bis zu diesem Zeitpunkt nicht normalisiert hat,
muß die eingeschlagene Behandlung kritisch überprüft werden. Die häufigsten
Ursachen sind Unempfindlichkeit des Erregers gegenüber dem eingesetzten Medikament oder Störungen des Harnabflusses. Daher ist eine nochmalige Empfindlichkeitsbestimmung erforderlich. Bei in vitro gegenüber dem Medikament emp-
findlichem Erreger sollten röntgenologische Untersuchungen des Harntrakts
durchgeführt werden. Wenn keine ins Gewicht fallende Abflußstörung nachzuweisen ist, empfehlen wir bei Fortbestehen einer signifikanten Bakteriurie bis zum
3. Behandlungstag selbst für den Fall einen Wechsel des Antibiotikums, daß die
Empfindlichkeitsbestimmung für eine gute Wirksamkeit spricht. Mit einer Normalisierung der Leukozyten-, Erythrozyten- und Eiweißmenge im Harn darf man
bis zum 3. Behandlungstag noch nicht rechnen. Daher kann man sich zu diesem
frühen Zeitpunkt auf eine bakteriologische Harnuntersuchung beschränken.

Bei allen späteren Kontrolluntersuchungen sollte der Urin dagegen auf Eiweiß
und auf die Leukozyten-, Erythrozyten- und Bakterienmenge untersucht werden.
Wir empfehlen wöchentliche Kontrollen bis 1 Woche über das Behandlungsende
hinaus. Bei diesen Untersuchungen beweist auch eine isolierte Bakteriurie für sich
allein schon eine unzureichende Wirksamkeit der bisherigen Therapie; es muß eine
neue Behandlung mit einem anderen Antibiotikum begonnen werden. Nach Ende
der ersten Behandlungswoche ist auch eine isolierte Leukozyturie häufig ein Hinweis auf einen Mißerfolg. Bei derartigen Patienten sind besonders häufige weitere

Kontrolluntersuchungen notwendig. Eine Proteinurie verschwindet bei erfolgreicher Behandlung einer Harnwegsentzündung in der Regel nach ungefähr 14 Tagen.

Besonders wichtig sind Harnuntersuchungen nach Behandlungsende. Wir beginnen mit ihnen 4 Tage nach dem Ende der Therapie. Nur wenn nach diesem Mindestabstand wenigstens 2 Urinuntersuchungen normal ausgefallen sind, darf die Behandlung als erfolgreich angesehen werden.

Die Provokation der Leukozytenausscheidung im Harn – am besten durch Injektion von Steroiden – wurde an anderer Stelle besprochen (S. 75). Sie scheint für die Therapiekontrolle wertvoll zu sein.

Wir beobachteten bei 171 Patienten mit Harnwegsentzündung in 9 Fällen schon während der Behandlung und in 15 weiteren in der Woche nach Behandlungsende eine isolierte Bakteriurie als einzigen Hinweis auf einen unzureichenden Behandlungserfolg. Bei 9 weiteren Patienten fanden wir in der 2. oder 3. Behandlungswoche eine isolierte Leukozyturie als erstes Symptom eines Mißerfolges, bei 5 weiteren in der Woche nach Behandlungsende.

Die Rezidivquote von Harnwegsentzündungen bei Kindern und Jugendlichen ist groß. Die meisten neuen Schübe stellen sich innerhalb eines Jahres ein. Im ersten Vierteljahr nach Behandlungsbeginn sollten Kontrolluntersuchungen in Abständen von 4 Wochen durchgeführt werden, anschließend alle 3 Monate. Kontrolluntersuchungen während einer Langzeitbehandlung sind nur ausreichend zuverlässig, wenn das verordnete Medikament ungefähr 3–4 Tage vorher abgesetzt wird. Ohne eine solche Unterbrechung der Behandlung vor Kontrolluntersuchungen werden weiterschwelende und einer veränderten Behandlung bedürftige Entzündungen häufig übersehen.

Für die Beendigung der Kontrolluntersuchungen können keine allgemeingültigen Empfehlungen gegeben werden. Bei Patienten mit nur einem einzigen beobachteten Schub einer Harnwegsentzündung dürfte eine 1 Jahr lange regelmäßige Beobachtung ausreichen, während die Kontrollen bei chronisch-rezidivierenden Verlaufsformen erst nach mehrjähriger Normalisierung beendet werden sollten.

Wenn eine signifikante Bakteriurie trotz Behandlung bestehen bleibt oder erneut auftritt, sollte in jedem Falle nochmals eine Keimidentifizierung und Empfindlichkeitsbestimmung durchgeführt werden. Wenn kurz nach Behandlungsbeginn andere Erreger nachgewiesen werden als vor der Therapie, dürfte meistens eine Mischinfektion vorliegen, deren verschiedene Erreger gegenüber dem eingesetzten Medikament nicht alle empfindlich sind; bei solchen Patienten ist eine Änderung der Behandlung entsprechend dem Ergebnis der Empfindlichkeitsbestimmung gegenüber allen nachgewiesenen Erregern erforderlich. Keimwechsel gegen Ende, vor allem aber auch nach Abschluß der Therapie beruhen meist auf einer

Neuinfektion und sind vor allem bei Kindern mit vesikoureteralem Reflux häufig. Empfindlichkeitsänderungen während der Behandlung muß sofort durch einen Wechsel des Medikaments Rechnung getragen werden.

Antikörperuntersuchungen

Bei manchen behandlungsbedürftigen Exazerbationen von Harnwegsentzündungen treten pathologische Harnbefunde nur intermittierend auf. Es hängt dann vom Zufall ab, ob man bei Kontrolluntersuchungen des Harns pathologische Befunde erhebt. Nach den bisherigen Erfahrungen kann diese Lücke durch Antikörperuntersuchungen weitgehend geschlossen werden. Besonders brauchbar für langfristige Behandlungskontrolle sind Mischantigene. Einzelheiten S. 73.

Röntgenologische Untersuchungen

Röntgenologische Kontrolluntersuchungen sind nach den meisten Operationen am Harntrakt unerläßlich. Vielfach handelt es sich um plastische Eingriffe, bei denen trotz sorgfältigster Durchführung der angestrebte Erfolg ausbleiben und Komplikationen eintreten können. Als Beispiel weisen wir auf Operationen zur Beseitigung eines vesikoureteralen Refluxes hin. Einige der hierfür empfohlenen Operationsmethoden führen in einem nicht unbeträchtlichen Teil der Fälle nicht zur Beseitigung des Refluxes. Fast nach jeder Refluxoperation kommt es infolge eines traumatischen Ödems oder Hämatoms am Ostium zu einer Harnstauung im Nierenhohlsystem und Harnleiter. Durch Kontrolluntersuchungen muß geprüft werden, ob diese Stauung genügend rasch verschwindet oder nicht. Auch bei völlig symptomfreien Patienten besteht sonst die Gefahr unbemerkter Stauungen mit Schädigung des Nierenparenchyms.

Röntgenologische Untersuchungen des Harntrakts können auch zu einer Antwort auf die Frage nach der Ausheilung einer Harnwegsentzündung beitragen. Solange beispielsweise eine Schleimhautstreifung im Nierenhohlsystem oder Harnleiter besteht, muß die Harnwegsentzündung als weiter behandlungsbedürftig angesehen werden. Auch ein Zurückbleiben im Größenwachstum einer Niere soll auf eine noch nicht ausgeheilte Pyelonephritis verdächtig sein.

Einzelheiten der röntgenologischen Untersuchungstechnik des Harntrakts S. 55 ff.

Ärztliche Führung von Patienten und Eltern

Die bei allen Harnwegsentzündungen erforderlichen zahlreichen Kontrolluntersuchungen und die bei der chronisch-rezidivierenden Verlaufsform unumgänglichen wiederholten Behandlungen scheitern ohne die Mitarbeit der Patienten und ihrer Eltern. Eine wichtige Voraussetzung der notwendigen Mitarbeit sind ausreichende Kenntnisse der Besonderheiten der Krankheit und Einsicht in die Nützlichkeit aller verordneten Maßnahmen. Patient und Eltern müssen wissen, daß im Einzelfall nicht sicher vorauszusehen ist, ob die Harnwegsentzündung ausheilen oder einen chronisch-rezidivierenden Verlauf nehmen wird, daß aber nach dem derzeitigen Stand der Erfahrungen die Prognose durch regelmäßige Kontrolluntersuchungen, intensive Behandlung jedes neuen Schubes und eine Langzeittherapie verbessert werden kann. Bei Patienten mit bekannten früheren Schüben einer Harnwegsentzündung oder mit Anomalien am Harntrakt sollte von vornherein auf die Möglichkeit neuer Attacken trotz intensivster Behandlung hingewiesen werden. Sonst besteht die Gefahr, daß das Vertrauen zum Arzt verloren geht und die notwendige weitere Behandlung abgebrochen wird. Der bei Patienten mit chronisch-rezidivierender Harnwegsentzündung auffällig häufige Arztwechsel ist teilweise ein Ausdruck von Unsicherheit und Enttäuschung, die bei ausreichender und rechtzeitiger Aufklärung weitgehend vermeidbar sind.

Wegen des weitverbreiteten Mißtrauens gegenüber längeren medikamentösen Behandlungen sollte im Gespräch mit dem Patienten der wahrscheinliche Nutzen und das mögliche Risiko einer Langzeittherapie gegeneinander abgewogen werden.

Es ist unvermeidlich, daß derartige Gespräche Eltern und Patienten »an die Nieren gehen«. Das ist der notwendigen Mitarbeit in den meisten Fällen förderlich. Es muß jedoch alles vermieden werden, was zur Resignation führen kann. Manche Worte klingen im Ohr eines Patienten ganz anders, als dem Arzt bewußt ist. Die Bezeichnung Schrumpfniere sollte beispielsweise im Beisein von Patienten oder Eltern nicht benutzt werden.

Es hat wenig Sinn, Patienten oder Eltern mündlich die Termine notwendiger Kontrolluntersuchungen mitzuteilen und sich dann darauf zu verlassen, daß diese auch eingehalten werden. Der Arzt darf sich nicht mit dem Argument beruhigen, Eltern und Patienten trügen nach eingehender Aufklärung die Verantwortung für alle Folgen von Versäumnissen. Auch verantwortungsbewußte und sonst zuverlässige Patienten vergessen bei scheinbarem Wohlbefinden die getroffenen Vereinbarungen. Wir sehen es als eine wichtige Aufgabe des Arztes an, dieser Gefahr vorzubeugen. Die Termine der nächsten notwendigen Kontrolluntersuchungen sollten dem Patienten schriftlich mitgegeben werden. Hierfür sind handliche und übersichtlich gestaltete Vordrucke besser geeignet als Zettel, die rasch wieder verloren gehen; ein Vorschlag für einen derartigen Vordruck findet sich im Anhang S. 100.

Wenn ein Patient dennoch die verabredeten Kontrolluntersuchungen versäumt, sollte er schriftlich erinnert werden. Nach unseren Erfahrungen folgen die meisten Kranken derartigen schriftlichen Erinnerungen (geeigneter Vordruck im Anhang S. 100). Die organisatorischen Voraussetzungen für rechtzeitige Erinnerungen sind leicht zu schaffen. Karteikarten von Patienten, die in einem bestimmten Monat zu Kontrolluntersuchungen bestellt sind, können beispielsweise durch Reiter einer bestimmten Farbe markiert werden.

Die Führung von Patienten mit chronisch-rezidivierender Harnwegsentzündung wird dadurch erschwert, daß während der Diagnostik und Therapiekontrolle vielfach Untersuchungen durch verschiedene Ärzte erforderlich sind. Tatsächliche geringe Unterschiede, manchmal auch nur vermeintliche Unterschiede zwischen Äußerungen von Hausarzt und Spezialisten führen zu Verwirrung. Darum sollte besonders sorgfältig abgesprochen werden, wer von den betreuenden Ärzten die Führung des Patienten übernimmt, die Befunde koordiniert und dem Kranken erläutert. Eine wertvolle Hilfe bei Aussprachen mit den Patienten oder ihren Eltern ist eine übersichtliche Dokumentation aller Befunde und des Krankheitsverlaufs; ein Vorschlag hierfür befindet sich im Anhang (S. 98).

Ein ernstes Problem bei chronisch-rezidivierenden Harnwegsentzündungen sind die wiederholten Schulversäumnisse und Arbeitsausfälle. Die notwendigen Untersuchungen und Behandlungen sollten – soweit wie nur irgend möglich – ambulant durchgeführt und auf die für den Patienten geeignetste Tageszeit gelegt werden. Unumgängliche stationäre Aufnahmen können vielfach in den Ferien durchgeführt werden; sie dürfen nicht länger als unbedingt nötig dauern. Während akuter Schübe sind Schulbesuch und Wiederaufnahme der Arbeit vielfach schon vor Ende der medikamentösen Behandlung möglich.

Anhang
Dokumentation der Diagnostik, Therapie und Therapiekontrolle

Name: Vorname: geb.:

Anamnese:

Frühere Harnwegsentzündungen:

Operationen am Harntrakt:

Frühere unerwünschte Medikamentenwirkungen:

Jetzige Leitsymptome:

Allgemeine Untersuchung

Größe: Gewicht: Äußeres Genitale: Miktion:

Harnuntersuchungen vor Therapiebeginn

Datum: Mittelstrahl- / Spontan- / Katheter- / Punktionsurin

     Eiweiß: Leukoz.:   Erythroz.:   Zylinder:
     Bakterienmenge: -species:
     Empfindlichkeit: Ampicillin: Chloramphenicol: Sulfonamide:
                   Tetracycline: Nitrofurantoin: Nalidixinsäure:
                   andere Antibiotika:

Datum: Mittelstrahl- / Spontan- / Katheter- / Punktionsurin
     Eiweiß: Leukoz.:   Erythroz.:   Zylinder:
     Bakterienmenge: -species:

Nierenfunktion

Azostix: Harnstoff-N: Kreatinin:

andere Untersuchungen:

Röntgenbefunde

Ausscheidungsurogramm (Datum:)

Miktionsurethrocystogramm (Datum:)

Urologische Befunde

Restharn: Cystoskopie:

Kennzeichnung der Art der Harnwegsentzündung

Initialbehandlung

Medikament: Dosis: vorgesehene Dauer: Beginn:

Therapiekontrolle

H a r n u n t e r s u c h u n g e n	Bakterien	Leukozyten	Erythrozyten	Eiweiß
3 Tage nach Behandlungsbeginn				
1 Woche nach Behandlungsbeginn				
2 Wochen nach Behandlungsbeginn				
3 Wochen nach Behandlungsbeginn				
4–5 Tage nach Behandlungsende				
später: Datum:				
Datum:				
Datum:				

Langzeitbehandlung

Falls nicht durchgeführt, Begründung:

Medikament: Dosis: vorgesehene Dauer: Beginn:

K o n t r o l l u n t e r s u c h u n g e n   d e s   H a r n s :

Datum:	Bakterienmenge	-species	Leukoz.	Erythroz.	Eiweiß	nächster Termin

Operationen

Art: Datum: Operateur:

Röntgenologische Kontrolluntersuchungen

Vorgesehener Termin: Methode:

Ergebnis:

Vorgesehener Termin: Methode:

Ergebnis:

Informationen für den Patienten

Name: geb.:

Diagnose:

Stempel des Arztes:

| Datum | verordnete Behandlung | | Wiedervorstellung | vorher Medikament |
	Medikament	Dosis		weglassen ab

Erinnerung des Patienten nach versäumten Kontrolluntersuchungen (Postkarte)

Rückseite:

Stempel des Arztes: .... den ....

Sehr geehrte Familie ....!

Für Ihr Kind .... war eine Kontrolluntersuchung am ....
verabredet. Leider sind Sie nicht erschienen. Als neuen Termin für die im Interesse der Gesundheit Ihres Kindes notwendige Vorstellung schlage ich vor den ....

                                          Mit freundlichen Grüßen!

Abrechnung

(Nach KRANZ: Standardisierung der Urindiagnostik – Pyelonephritisdiagnostik für die Sprechstunde –, Mitt. Kinderärz. 1968, 1386–1388)

GoÄ = Gebührenordnung für Ärzte vom 18. 3. 1965 (Deutscher Ärzte-Verlag, Köln-Berlin)

E-ADGO = Ersatzkassen Adgo, Ausgabe Januar 1966, Stand vom 1. 7. 1968 (Deutscher Ärzte-Verlag, Köln-Berlin)

GoÄ	E-Adgo	
		A. Uringewinnung
♂ 715	♂ 585	Steriler Einmalkatheter
♀ 716	♀ 586	
		B. Harnuntersuchungen
786, u. U. 812	701	Untersuchung von Leukozyten, Erythrozyten, Bakterien in einer Zählkammer
791	700	Nitritprobe
792	712	quantitative Eiweißbestimmung (Teststreifen, Esbach)
817	750	Untersuchung auf Leukozytenzylinder (Peroxydasereaktion)
888	845	Keimzählung „Uricult"
		C. Nierenfunktionsprüfungen
850	795	Konzentrationsversuch
848	792	Phenolrotprobe
835	772	Harnstoff-N (Rest-N) (chemisch)
791	768	Harnstoffteststreifen
835	772	Kreatinin im Serum
		D. Röntgenuntersuchungen
943	914 a	Ausscheidungsurogramm mit Übersichtsaufnahme
952	916 a	Spätaufnahme bei Ausscheidungsurogramm
2811	914 e	„Infusionsurogramm" nach ergebnislosem herkömmlichem Ausscheidungsurogramm
954	917	Miktionsurethrozystogramm mit Übersichtsaufnahme

Unterschiedliche Auslegungen der obigen Ziffern durch die kassenärztlichen Vereinigungen sind möglich. Die Ziffern können sich jederzeit ändern.

Weiterführende Literatur

Zusammenfassende Darstellungen

ALKEN, C. E.: Leitfaden der Urologie. Taschenbuch für Studium und Praxis. Thieme, Stuttgart 1968

BERNING, H., R. PREVÔT: Die klinischen Verlaufsformen der Pyelonephritis. Ergebn. inn. Med. Kinderheilk. N. F. 3 (1952) 320–364

BICKEL, G., H. DETTMAR, W. v. NIEDRHÄUSERN, V. J. O'CONNOR, F. SCHAFFHAUSER, E. WIESMANN, E. WILDBOLZ, H. U. ZOLLINGER: Entzündung. I. Unspezifische Entzündungen. In: Handbuch der Urologie, Bd. I, hrsg. von C. E. ALKEN, V. W. DIX, H. M. WEYRAUCH, E. WILDBOLZ. Springer, Berlin 1964

BROD, J.: Chronische Pyelonephritis. Volk und Gesundheit, Berlin 1957

FABRE, J., J. JEANDET, F. CHATELANAT: Etude anatomoclinique des pyélonéphrites et néphrites interstitielles. Hallwag, Bern 1964

FUCHS, T.: Pyelonephritis. Diagnostik und Therapie. Studienreihe Boehringer, Mannheim 1969

KASS, E. H.: Progress in Pyelonephritis. Davis, Philadelphia 1965

LINNEWEH, F., K.-H. JARAUSCH: Erkrankungen der Harnwege. In: Handbuch der Kinderheilkunde, Bd. VII, hrs. von H. OPITZ, F. SCHMID. Springer, Berlin 1966, 1173 bis 1234

LOSSE, H., M. KIENITZ: Die Pyelonephritis. Thieme, Stuttgart 1966

LOSSE, H., M. KIENITZ: Die Pyelonephritis – Forschungsergebnisse 1966. Thieme, Stuttgart 1967

O'GRADY, F., W. BRUMFITT: Urinary tract infection. Proceedings of the first national symposium held in London, April, 1968. Oxford University Press, London 1968

QUINN, E. L., E. H. KASS: Biology of Pyelonephritis. Little a. Brown, Boston 1960

ROYER, P., R. HABIB, H. MATHIEU: Nephrologie im Kindesalter. Thieme, Stuttgart 1967

SMALLPEICE, V.: Urinary tract infection in childhood and its relevance to disease in adult life. W. Heinemann Medical Books Limited, London 1968

WILLIAMS, D. I.: Paediatric Urology. Butterworths, London 1968

ZAPP, E., Nierendiagnostik. In: Handbuch der Kinderheilkunde, Bd. II/1, hrsg. von H. OPITZ, E. SCHMID. Springer, Berlin 1966

ZAPP, E.: Urologie des Kindesalters. Enke, Stuttgart 1967

ZOLLINGER, H. U.: Niere und ableitende Harnwege. In: Spezielle pathologische Anatomie, Bd. III, hrsg. von W. DOERR, E. UEHLINGER. Springer, Berlin 1966

Häufigkeit von Harnwegsinfektionen

BREUNUNG, M.: Sozialpädiatrische Aspekte der Harnwegsinfektion. Münch. med. Wschr. 111 (1969) 1084–1091

KUNIN, C. M., A. J. PAQUIN jr.: Frequency and natural history of urinary tract infection in school children. In: Progress in Pyelonephritis, hrsg. von E. H. KASS. Davis, Philadelphia 1965, 33–44

KUNIN, C. M., R. DEUTSCHER,, A. PAQUIN jr.: Urinary tract infection in school children: An epidemiologic, clinical and laboratory study. Medicine (Baltimore) 43 (1964) 91–130

LARKIN, V. D.: Asymptomatic bacteriuria and acute urinary tract infection in a pediatric population. J. Urol. (Baltimore) 99 (1968) 203–206

LITTLEWOOD, J. M., P. KITE, B. A. KITE: Incidence of neonatal urinary tract infection. Arch. Dis. Childh. 44 (1969) 617–620

MEADOW, S. R., R. H. R. WHITE, N. M. JOHNSTON: Prevalence of symptomless urinary tract disease in Birmingham schoolchildren. I. Pyuria and bacteriuria. Brit. med. J. (1969/III) 81–84

MOU, T. W., H. A. FELDMAN: Epidemiology of urinary tract infection in a population of "normal" families. In: Antimicrobial Agents and Chemotherapy 1961, hrsg. von M. FINLAND, G. M. SAVAGE. Ann Arbor, Michigan 1961, 109

SAVAGE, D. C. L., M. I. WILSON, E. M. ROSS, W. M. FEE: Asymptomatic bacteriuria in girl entrants to Dundee primary schools. Brit. med. J. (1969/III) 75–80

SPARK, H., L. B. TRAVIS, W. F. DODGE, C. W. DAESCHNER, H. C. HOPPS: The prevalence of pyelonephritis in children at autopsy. Pediatrics 30 (1962) 737–745

STANSFELD, J. M.: Clinical observations relating to incidence and aetiology of urinary-tract infections in children. Brit. med. J. (1966[1]) 631–635

Allgemeine Untersuchung

ANGELL, M. E., A. S. RELMAN, S. L. ROBBINS: "Active" chronic pyelonephritis without evidence of bacterial infection. New Engl. J. Med. 278 (1968) 1303–1308

BERNING, H., H. WALTER: Pyelonephritis und Hypertonie. Ärztl. Wschr. 6 (1951), 673–676

LAMPEN, H.: Die abdominelle Verlaufsform der Pyelonephritis. Med. Klin. 59 (1964) 21–24.

LAPLANE, R., M. ETIENNE: L'infection urinaire néonatale. A propos de 34 observations personnelles. Arch. franç. Pédiat. 25 (1968) 1059–1072

LINNEWEH, F.: Zur Klinik der Harnwegsinfektionen. I. Wesen und Bedeutung der Harnwegsinfektionen. Dtsch. med. Wschr. 82 (1957) 369–372

LIRENMAN, D. S.: Urinary tract infections in the newborn. Canad. med. Ass. J. 101 (1969) 664–666

NISTCH, K: Pylorusstenose und Harnwegsinfektion. Münch. med. Wschr. 110 (1968) 2258–2261

OCKLITZ, H.-W.: Die Harnwegsinfektion beim Kinde. Dtsch. Gesundh.-Wes. 16 (1961) 1580–1590

SEELER, R. A., K. HAHN: Jaundice in urinary tract infection in infancy. Amer. J. Dis. Child. 118 (1969) 553–558

UNGER, G.: Akute Pyelonephritis mit Verdinikterus beim jungen Säugling. Arch. Kinderheilk. 176 (1968) 309–318

ZAPP, E.: Klinik der Pyelonephritis-Kinderheilkunde. In: Die Pyelonephritis, hrsg. von H. LOSSE, M. KIENITZ. Thieme, Stuttgart 1966, 206–214

Harnuntersuchungen

ABBOTT, G. D.: Transient asyptomatic bacteriuria in infancy. Brit. med. J. (1970[I]) 207

ABBOTT, G. D., F. T. SHANNON: How to aspirate urine suprapubically in infants and children. Clin. Pediat. (Phila.) 9 (1970) 277–278

BERCHTOLD, P.: Die Blasenpunktion als diagnostisches Mittel. Dtsch. med. Wschr. 95 (1970) 178–179

BÖHNE, C.: Frühnachweis von Harnwegsinfekten durch Nitritnachweis mit Harn-Teststreifen. Erhöhung der Trefferquote durch orale Nitratsubstitution. Med. Klin. 64 (1969) 887–890

BREITFELLNER, G.: Erfahrungen mit Uricult, einer neuen Methode des quantitativen Bakteriennachweises im Harn. Wien. med. Wschr. 120 (1970) 235–242

BREUNUNG, M.: Das pathogenetische Prinzip des Provokationstestes bei Harnwegsinfektionen. Pädiat. Grenzgeb. 7 (1968) 271–281

BROSIG, W., A.-A. KOLLWITZ, H. MÜNZNER, B. REISMANN: Untersuchungen zum normalen Harnsediment des Menschen. Urologe 4 (1965) 241–244

BRÜHL, P., W. STRAUBE, M. BRESSEL: Problem-Diagnose „Harnwegsinfekt". Urologe 8 (1969) 333–335

CARBONELL, J. M., J. PEREZ DEL PULGAR: Contribucion al estudio do los reflejos del recién nacido y prematuro: Complejo por friccion digital vertebral. Rev. espan. Pediat. 11 (1955) 317

CONN, N. K.: A study of some of the methods of urinary collection in children. J. clin. Path. 23 (1970) 81–84

CRUICKSHANK, G., E. EDMOND: "Clean catch" urines in the newborn-bacteriology and cell excretion patterns in first week of life. Brit. med. J. (1967[IV]) 705–707

FISCHER, V., D. GEKLE: Der Prednisolon-Provokationstest – ein Kriterium für den Therapieerfolg bei chronischer Pyelonephritis. Mschr. Kinderheilk. 116 (1968) 390–391

FUCHS, T., G. GUTENSOHN: Leukozyturie bei Pyelonephritis. Dtsch. med. J. 21 (1970) 66–81

GADEHOLT, H.: Counting of cells in urine. Acta med. scand. 183 (1968) 9–16

GADEHOLT, H.: Persistence of blood cells in urine. Acta med. scand. 183 (1968) 49–54

HEIDLAND, A., H. B. TURNER, W. THOENES: Harnleukozytenzylinder bei Glomerulonephritis – ein Symptom sekundärer Pyelonephritis. Dtsch. med. Wschr. 95 (1970) 205–208

HOUSTON, I. B.: Measurement of pyuria in urinary tract infections. Arch. Dis. Childh. 44 (1969) 480–482

JOHNSTON, C., S. SHULER: Recurrent haematuria in childhood. A five-year follow-up. Arch. Dis. Childh. 44 (1969) 483–486

KAYE, M.: A peroxydase-staining procedure for the identification of polymorphonuclear leukocytes and leukocyte casts in the urinary sediment. New Engl. J. Med. 258 (1958) 1301–1302

KREPLER, P.: Erfahrungen mit der routinemäßigen gleichzeitigen Keim- und Leukozytenzählung im Harn bei Kindern. Kinderärztl. Prax. 37 (1969) 239–245

KUTTER, D.: Schnelltests für den praktischen Arzt. Urban u. Schwarzenberg, München 1967

LAMPEN, H.: Wege zur Frühdiagnose der chronischen Pyelonephritis. Med. Welt (Stuttg.) (1964) 904–910

LAMPEN, H.: Laboratoriumsuntersuchungen. In: Die Pyelonephritis, hrsg. von H. LOSSE, M. KIENITZ. Thieme, Stuttgart 1966, 94–97

LINNEWEH, F.: Zur Klinik der Harnwegsinfektionen. II. Neuere Kriterien zur Diagnostik der Harnwegsentzündungen. Dtsch. med. Wschr. 82 (1957) 438–442

LINNEWEH, F.: Quantitative Diagnostik und Therapiekontrolle der Harnwegsentzündungen. Z. Kinderheilk. 81 (1958) 567–579

LINZENMEIER, G.: Bakteriologische Untersuchung bei der Pyelonephritis. Diagnostik 3 (1969) 4–6

LÜDERS, D.: Bakteriologische Diagnostik. In: Die Pyelonephritis, hrsg. von H. LOSSE, M. KIENITZ. Thieme, Stuttgart 1966, 97–112

NEUSSEL, H.: Methodik der Differentialkeimzählung (in Druck).

OLBING, H.: Harnwegsinfektion und Harnbefund bei Kindern. Thieme, Stuttgart 1969

PRAT, V., L KONICKOVA, M. HATALA, P. ROSSMANN: Experimentelle Escherichia Coli-Cystitis der Ratte. Ärztl. Forsch. 23 (1969) 376

PRESCOTT, L. F., D. E. BRODIE: A simple differential stain for urinary sedimena. (Lancet (1964[II]) 940

RIGHARDT, L.: Asymptomatic bacteriuria in an unselected material of children. Nord. Med. 80 (1968) 1738

RITZERFELD, W.: Resistenzlage der Erreger von Harnwegsinfektionen. In: Die Pyelonephritis, hrsg. von H. LOSSE, M. KIENITZ. Thieme, Stuttgart 1966, 338–344

RUPP, W.: Kritik der cytologischen Harndiagnostik. Ärztl. Wschr. 14 (1959) 113–117

SACCHAROW, L., C. V. PRYLES: Further experience with the use of percutaneous suprapubic aspiration of the urinary bladder: bacteriologic studies in 654 infants and children. Pediatrics 43 (1969) 1018–1024

SCHREITER, G. E. RÖSSLER: Die Ausscheidung von Zellen und Keimen im Harn gesunder Neugeborener. Kinderärztl. Prax. 36 (1968) 385–393

SIEGEL, C.: Quantitative Bakteriendiagnostik als Therapiekontrolle der Pyelonephritis. Med. Welt (Stuttg.) (1968) 124–131

STANSFELD, J. M., J. K. G. WEBB: Observations on pyuria in children. Arch. Dis. Childh. 28 (1953) 386–391

STERNHEIMER, R., B. J. MALBIN: A new stain for urinary sediments: its value in the differential diagnosis of hypertension. Amer. Heart J. 37 (1949) 678–679

WEATHERS, W. T., J. E. WENZL: Suprapubic aspiration of the bladder. Perforation of a viscus other than the bladder. Amer. J. Dis. Child. 117 (1969) 590–592

WILLE, L., J. WINTER: Erfahrungen mit einer einfachen Methode zur quantitativen Keimbestimmung aus dem Urin. Dtsch. med. Wschr. 94 (1969) 2223–2226

WÖLFER, E., M. BAKO, K. MIHALECZ: Unsere Erfahrungen mit Uroscreen. Z. Urol. 62 (1969) 117–122

ZAPP, E.: Zum Problem der bakteriologischen Diagnostik der Harnweginfektionen. Mschr. Kinderheilk. 106 (1958) 201–202

ZAPP, E., B. JUNG: Diagnose und Therapie der chronischen Harnwegsinfektion im Kindesalter. Pädiat. Prax. 2 (1963) 557–567

Antikörperuntersuchungen

ANDERSEN, H. J.: Clinical studies on the antibody response to E. coli O-antigens in infants and children with urinary tract infection, using a passive haemagglutination technique. Acta paediat. scand. Suppl. 180 (1968)

HANSON, L. A., J. HOLMGREN, U. JODAL, J. WINBERG: Precipitating antibodies to E. coli O antigens: a suggested difference in the antibody response of infants and children with first and recurrent attacks of pyelonephritis. Acta paediat. scand. 58 (1969) 506–512

KIENITZ, M.: Der Wert serologischer Untersuchungen für Diagnose und Verlaufsbeurteilung von Harnwegsinfektionen des Kindes. Dtsch. med. Wschr. 95 (1970) 1155–1160

KIENITZ, M., P. LÜCKE: Erregerspezifische Antikörper bei Pyelonephritis. In: Pyelonephritis – Forschungsergebnisse 1966, hrsg. von H. LOSSE, M. KIENITZ. Thieme, Stuttgart 1967, 79–97

MAI, K., G. B. ROEMER: Antikörper gegen Enterokokken bei Harnwegsinfektionen. In: Pyelonephritis – Forschungsergebnisse 1966, hrsg. von H. LOSSE, M. KIENITZ. Thieme, Stuttgart 1967, 111–114

MANTEL, K., G. LEUTHNER, W. MARGET: Antikörpertiterverläufe mit homologem und polyvalentem Coliantigen. Protokoll der Arbeitstagung der Paul-Ehrlich-Gesellschaft für Chemotherapie, Arbeitskreis „Probleme der Pyelonephritis". Oberursel/Ts. 24./25. 10. 1969, 50–51

NETER, E., J. STEINHART, P. L. CALCAGNO, M. I. RUBIN: Urinary tract infection in children. I. Studies on antibody response. In: Progress in pyelonephritis, hrsg. von E. KASS. Davis, Philadelphia 1965, 129–134

PERCIVAL, A., W. BRUMFITT, J. de LOUVOIS: Serum antibody levels as an indication of clinically inapparent pyelonephritis. Lancet (1964/II) 1027–1033

SANFORD, J. P., J. A. BARNETT: Immunologic responses in urinary tract infections. J. Amer. med. Ass. 192 (1965) 587–592

Untersuchungen der Nierenfunktion

BREUNUNG, M., K. INDERST: Der intravenöse Phenolrottest beim Kind. Arch. Kinderheilk. 178 (1969), 257–265

BREUNUNG, M, K. INDERST, H. SCHMALZ: Der intravenöse Phenolrottest bei Harnwegsinfektionen im Kindesalter. Arch. Kinderheilk. 179 (1969), 229–235

CALCAGNO, P. L., J. B. D'ALBORA, L. U. TINA, Z. L. PAPADOPULOU, P. F. DEASY, C. E. HOLLERMAN: Alterations in renal cortical blood flow in infants and children with urinary tract infections. Pediat. Res. 2 (1968) 332–351

EDELMANN, C. M., H. L. BARNETT, H. STARK, H. BOICHIS, J. R. SORIANO: A standardized test of renal concentrating capacity in children. Amer. J. Dis. Child. 114 (1967), 639–644

FÜHR, J., E. STARY: Azostix-Teststreifen bei Niereninsuffizienz. Diagnostik 3 (1970) 91–93

SARRE, H.: Die klassischen Nierenfunktionsproben und ihr klinischer Wert. In: Moderne Probleme der Pädiatrie VI, hrsg. von A. HOTTINGER, H. BERGER. Karger, Basel 1960, 177–194

SCHIRMEISTER, J.: Funktionsproben bei Harnwegsinfektionen. Diagnostik 3 (1970) 139–142

SEHLHORST, D., H. OLBING: Untersuchungen über die Phenolrotprobe bei Entzündungen außerhalb des Harntrakts. Mschr. Kinderheilk. (in Druck)

STALDER, G.: Clearance-Untersuchungen im Kindesalter. Methodik und Befunde: In: Moderne Probleme der Pädiatrie VI, hrsg. von A. HOTTINGER, H. BERGER. Karger, Basel 1960, 195–229

Röntgenologische Untersuchungen

ALKEN, C. E., J. SÖKELAND: Hydronephrose und Pyelektasie. Ein Beitrag zur Nomenklatur. Radiologe 4 (1964) 56–60

BETTEX, M.: Über den vesico-ureteralen Reflux beim Säugling und Kind. Huber, Bern 1965

BRAUNE, M., K.-D. EBEL: Die „streifige Zeichnung" der oberen Harnwege im Röntgenbild. Fortschr. Röntgenstr. 107 (1967) 752–757

BRUNS, H. A.: Die Abgrenzung normaler und pathologischer Befunde im Bereiche der kindlichen Urethra. Fortschr. Röntgenstr. 113 (1970) 778–786

BRUNS, H. A., W. HOLTHUSEN: Radiologische Befunde bei Kindern mit Enuresis. Mschr. Kinderheilk. 118 (1970) 152–157

CEN, M., W. DIHLMANN: Reliefdarstellung entzündlicher Schleimhautveränderungen im Urogramm. Fortschr. Röntgenstr. 109 (1968) 50–56

CHRISTENSEN, E. R.: L'importance des examens radiologiques dans la pyurie chez l'enfant. Ann. Radiol. 7 (1964) 372–376

DEJDAR, R.: Die chronische Pyelonephritis in röntgenographischer Darstellung. Eine zusammenfassende Studie zur Diagnostik morphologischer und funktioneller Veränderungen pyelonephritiskranker Nieren. Fortschr. Röntgenstr. 90 (1959) 196–220

DEJDAR, R., V. PRAT: Das Röntgenbild der Nieren und der Harnwege bei der chronischen Pyelonephritis. Z. Urol. 51 (1958) 1–25

DEUTICKE, P.: Die Röntgenuntersuchung der Niere und des Harnleiters in der urologischen Diagnostik. Banaschewski, München 1965

DITTRICH, J. K.: Über die Pyelonephritis des Säuglings im Röntgenbild. Urologe 1 (1962) 283–288

DOCHEZ, Ch., A DE SCHEPPER: Pyelitis striata. Ann. Radiol. 12 (1969) 749–754

EBEL, K.-D.: Die Anwendung der Zonographie in der Kinderradiologie. Fortschr. Med. 85 (1967) 785–787

EBEL, K.-D., E. WILLICH: Die Röntgenuntersuchung im Kindesalter. Springer, Berlin 1968

v. d. Emden, A.: Zum Problem der Pyelonephritis im Röntgenbild. Med. Welt (Stuttgart) (1964) 2519–2522

Genton, N.: Blasenhalsstenosen. Rundtischgespräch am Kongreß der deutschen Kinderchirurgen. Heidelberg, 15./16. 11. 1969

Gondos, B.: Ureteral manifestations in chronic pyelonephritis. Amer. J. Roentgenol. 92 (1964) 329–340

Greinacher, I., M. Neidhardt: Temporäre Erweiterungen der ableitenden Harnwege im Kindesalter. Mschr. Kinderheilk. 113 (1965) 654–657

Heidenblut, A.: Beitrag zur Röntgendiagnostik entzündlicher Schleimhauterkrankungen von Nierenbecken und Ureter. Fortschr. Röntgenstr. 92 (1960) 658–666

Hodson, C. J.: Radiology of the kidney. In: Renal disease, hrsg. von D. A. K. Black. Blackwell, Oxford 1962, 388–417

Hodson, C. J.: Obstructive atrophy of the kidney. Proc. roy. Soc. Med. 61 (1968) 32

Hodson, C. J., J. D. Craven: The radiology of obstructive atrophy of the kidney. Clin. Radiol 17 (1966) 305 – 320

Hodson, J.: Pyelonephritis in children. Ann. Radiol. 7 (1964) 355–359

Hornykiewytsch, T.: Röntgenologische Symptomatologie der Pyelonephritis. Radiol. austriaca 13 (1962) 215 – 237

Immergut, M., D. Culp, R. H. Flocks: The urethral caliber in normale female children. J. Urol. (Baltimore) 97 (1967) 693–695

Johnston, J. H., R. Mathew: Obstructive foetal ureteral folds. Z. Kinderchir. 7 (1969) 500–507

Kjellberg, S. R., N. O. Ericsson, U. Rudhe: The lower urinary tract in childhood. Almquist u. Wiksell, Stockholm 1957

Lassrich, M. A.: Die urologische Röntgenuntersuchung des Säuglings und Kleinkindes. Urologe 1 (1962) 264–274

Little, P. J., D. R. McPherson, H. E. de Wardener: The appearance of the intravenous pyelogram during and after acute pyelonephritis. Lancet (1965¹) 1186–1188

Lowman, R. M., L. R. Cooperman, H. R. Hartmann: The normal anatomic variations of renal contour: roentgen aspects of fetal lobulation. J. Urol. (Baltimore) 93 (1965) 649–654

Olbing, H., E. Brunier: Die Infusionsurographie bei Kindern. Pädiat. Prax. 9 (1970) 55–58

Olbing, H., M. W. Strötges, H. Reischauer, U. Kühn: Die Untersuchung des vesicoureteralen Refluxes mit ¹²⁵Jod. Mschr. Kinderheilk. 118 (1970) 207–209

Olbing, H., H. A. Bruns, K.-D, Ebel, M. A. Lassrich: Zur Indikation und Methodik der Miktionsurethrocystographie bei Mädchen. Urologe B 10 (1970) 161–165

Olbing, H., M. Braune, E. Brunier, E. Droste, K.-D. Ebel, Frieling, W. Rademann: Messungen am röntgenologischen Nierenschatten (in Vorbereitung)

Prevôt, R.: Zur Röntgen-Diagnostik der Pyelonephritis. Radiologe 4 (1964) 29–37

Roessle, R., F. Roulet: Maß und Zahl in der Pathologie. In: Pathologie und Klinik in Einzeldarstellungen, hrsg. von L. Aschoff, H. Elias, H. Eppinger, C. Sternberg, K. F. Wenckebach. Springer, Berlin 1932

Scott, J. E. S., J. M. Stansfeld: Treatment of vesicouretic reflux in children. Arch. Dis. Childh. 43 (1968) 323–328

Sussman, M. L., G. Jacobson, E. H. Jayne: Urologic roentgenology. Livingstone, Edinburgh 1967

Vandendorp, F., G. Lemaitre, J. Remy: La radiologie des pyélonéphrites chroniques. Ann. Radiol. 5 (1962) 77–91

Weyeneth, P.: L'urographie fonctionnelle. Praxis (Bern) 53 (1964) 134–151

Williams, D. I.: Paediatric Urology. Butterworths, London 1968

Willich, E., H. Würtenberger: Die Ureterabgangsstenosen des Kindesalter. Urologe 2 (1963) 328–336

Zapp, E.: Urologie des Kindesalters. Enke, Stuttgart 1967

Therapie

Arzneimittelkommission der deutschen Ärzteschaft: Zur Therapie mit Chloramphenicol (Zweiter Warnhinweis). Dtsch. Ärztebl. 67 (1970) 71–72

Birchall, R.: Responsibility of internist in treatment of pyelonephritis. J. Urol. (Baltimore) 68 (1952) 798–803

Braun, O. H.: Harnwegsinfektionen. In: Praxis der Antibiotikatherapie im Kindesalter (2. Aufl.), hrsg. von W. Marget, M. Kienitz. Thieme, Stuttgart 1966, 132 – 152

Breunung, M., H. Schmalz, R. Noack, E. Stahl: Nachuntersuchungen von Kindern mit Harnwegsinfektion. Ergebnisse in Korrelation zur Ersterkrankung und ihrer Therapie. Mschr. Kinderheilk. 117 (1969) 605–611

Dost, F. H.: Grundlagen der Pharmakokinetik (2. Aufl.). Thieme, Stuttgart 1968

Forsythe, W. I., A. Redmond: Enuresis and the electric alarm: Study of 200 cases. Brit. med. J. (1970¹) 211–213

Gekle, D.: Zur Therapie der Pyelonephritis im Kindesalter. Dtsch. med. Wschr. 92 (1967) 2180–2182

Gladtke, E., H. M. v. Hattingberg: Zur Problematik der rektalen Applikation von Arzneimitteln. Dtsch. med. Wschr. 95 (1970) 1494–1496

Goetz, O., E. Shirvani, G. Linzenmeier: Zur Therapie der Harnwegsinfektionen im Kindesalter. Fortschr. Med. 83 (1965) 672–676

Goll, U., H.-J. Rohwedder: Über das Vorkommen schwerer Nebenwirkungen bei jungen Kindern unter der Behandlung mit Nalidixinsäure. Vortrag 68. Tagung Dtsch. Ges. Kinderheilk. Wiesbaden, 14.–16. Sept. 1970

Graf, M., A. Taylor: Agranulocytosis with Monohistiocytosis associated with ampicillin therapy. Ann. intern. Med. 69 (1968) 91–95

v. d. Grient, A. J.: Antibacterial drugs. In: Side effects of drugs VI, hrsg. von L. Meyler, A. Herxheimer. Excerpta Medica Foundation, Amsterdam 1968, 241–262

Kienitz, M., B. v. Landwüst: Antibakterielle Therapie der Pyelonephritis im Kindesalter. In: Die Pyelonephritis, hrsg. von H. Losse, M. Kienitz. Thieme, Stuttgart 1966, 344–355

KRÜGER-THIEMER, E., P. BÜNGER: Kumulation und Toxizität bei falscher Dosierung von Sulfonamiden. Arzneimittel-Forsch. 11 (1961) 867–874

LINNEWEH, F., K.-H. JARAUSCH: Erkrankungen der Harnwege. In: Handbuch der Kinderheilkunde, Bd. VII, hrsg. von H. OPITZ, F. SCHMID. Springer, Berlin 1966, 1173–1234

MANTEN, A.: Antibiotic drugs. In: Side effects of drugs VI., hrsg. von L. MEYLER, A. HERXHEIMER. Excerpta Medica Foundation, Amsterdam 1968, 263–314

MELLIN, P.: Kinderurologische Operationen: Atlas für die Praxis. Thieme, Stuttgart 1969

NAUMANN, P.: Bakteriologische Grundlagen der antibakteriellen Chemotherapie. Internist (Berl.) 8 (1967) 198–204

OLBING, Harnwegsinfektion und Harnbefund bei Kindern. Thieme, Stuttgart 1969, 35–40

OLBING, H., H. C. REISCHAUER, I. KOVACS: Vergleich von Nitrofurantoin und Sulfamethoxydiazin bei der Langzeittherapie von Kindern mit schwerer chronisch-rezidivierender Pyelonephritis. Dtsch. med. Wschr. 95 (1970) 2469–2473

OLBING, H., H. NEUSSEL, T. SENGE, K. HAGEL, G. LINZENMEIER: Zur Problematik der Behandlung von Pseudomonas-Infektionen der Harnwege. Alternierender Vergleich von Carbencillin und Gentamycin bei Kindern. Dtsch. med. Wschr. 96 (1971), 183–189

OLBING, H., M. W. STRÖTGES, P. STROHMENGER: Examination of vesicoureteral reflux with ^{125}Iodine – Significance for the decision on treatment. In: Proceedings International Symposium on Radionuclides in Nephrology, hrsg. von M. D. BLAUFOX, P. L. FUNCK-BRENTANO. Grune a. Stratton, New York, im Druck

PRYLES, C. V., B. A. WHERRETT, J. M. McCARTHY: Urinary tract infections in infants and children. Longterm prospective study: Interim report on results of six weeks chemotherapy. Amer. J. Dis. Child. 108 (1964) 1–12

ROHWEDDER, H.-J., P. GÖRDEL, H. ALTHOFF, T. WAGNER: Erfahrungen mit Ampicillin in der Behandlung der akuten und chronischen Pyelonephritis bei Kindern. Med. Welt (Stuttg.) 18 (1967) 363–366

SIMON, C., W. STILLE: Antibiotika-Therapie in Klinik und Praxis. Schattauer, Stuttgart 1970

STILLE, W.: Reversible allergische Agranulocytose unter der Therapie mit Ampicillin. Med. Welt (Stuttg.) 20 (1969) 1981–1984

WALTER, M., L. HEILMEYER: Antibiotika-Fibel, 3. Aufl. Thieme, Stuttgart 1969

WILLIAMS, D. I.: Paediatric Urology. Butterworths, London 1968

ZAPP, E.: Urologie des Kindesalter. Enke, Stuttgart 1967

Prognose

BREUNUNG, M., H. SCHMALZ, R. NOACK, E. STAHL: Nachuntersuchungen von Kindern mit Harnwegsinfektion. Ergebnisse in Korrelation zur Ersterkrankung und ihrer Therapie. Mschr. Kinderheilk. 117 (1969) 605–611

GERDES, U.: Langzeitbeobachtungen bei Säuglingspyelonephritis. Klin. Wschr. 46 (1968) 1293–1300

GOETZ, O., B. KAZMAIER: Prognostische Aspekte kindlicher Harnwegsinfektionen. Münch. med. Wschr. 110 (1968) 540–543

KASS, E. H., W SAVAGE, B. A. G. SANTAMARINA: The significance of bacteriuria in preventive medicine. In: Progress in pyelonephritis, hrsg. von E. H. KASS. Davis, Philadelphia 1965, 3–10

LINDBLAD, B. S., K. EKENGREN: The long term prognosis of non-obstructive urinary tract infection in infancy and childhood after the advent of sulphonamides. Acta paediat. scand. 58 (1969) 25–32

MILDENBERGER, H., H. FENDEL, W. MARGET: Langzeitkatamnesen nach Harnwegsentzündung im Säuglings- und Kindesalter. In: Die Pyelonephritis, hrsg. von H. LOSSE, M. KIENITZ. Thieme, Stuttgart 1966, 412–427

MILDENBERGER, H., H. FENDEL, W. MARGET: Das Spätschicksal der Kinder mit Harnwegsinfektionen. Dtsch. med. Wschr. 91 (1966) 1293–1298

MILDENBERGER, H., A. FLACH, H. FENDEL: Langzeitsal von Kindern mit Harnwegsobstruktion. In: Pyelonephritis – Forschungsergebnisse 1966, hrsg. von H. LOSSE, M. KIENITZ. Thieme. Stuttgart 1967, 268–276

MILDENBERGER, H., A. FLACH, H. FENDEL: Langzeitkatamnesen bei obstruktiver Harnwegserkrankung im Kindesalter. Z. Kinderchir. 6 (1968) 211–216

NEUMANN, C. G., C. V. PRYLES: Pyelonephritis in infants and children. Autopsy experience at the Boston City Hospital, 1933–1960. Amer. J. Dis. Child. 104 (1962) 215–229

OEHME, J.: Die Pyelonephritis – ein Lebensschicksal. Dtsch. Ärztebl. 43 (1965) 2313–2320

STEELE, R. E. jr., G. W. LEADBETTER jr., J. D. CRAWFORD: Prognosis of childhood urinary-tract infection. The current status of patients hospitalized between 1940 and 1950. New Engl. J. Med. 269 (1963) 883–889

TURCK, M., K. N. ANDERSON, R. G. PETERSDORF: Relapse and reinfection in chronic bacteriuria. New Engl. J. Med. 275 (1966) 70–73

Sachverzeichnis